■ 中南财经政法大学公共管理文库

U0248924

Public
mstration

本书为中央高校基本科研业务费项目"人工智能赋能失能老人居家照护服务体系建设研究"（项目编号：2722023DD004）的研究成果

社会支持、社区环境与老年人健康

李东方　著

Social Support、Community Environment
and Health of the Elderly

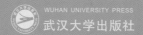

WUHAN UNIVERSITY PRESS
武汉大学出版社

图书在版编目(CIP)数据

社会支持、社区环境与老年人健康 / 李东方著 . -- 武汉：武汉大学出版社，2025. 1. -- 中南财经政法大学公共管理文库. -- ISBN 978-7-307-24580-8

Ⅰ. R161.7

中国国家版本馆 CIP 数据核字第 2024JP8531 号

责任编辑:吴月婵　　　责任校对:鄢春梅　　　版式设计:马　佳

出版发行：**武汉大学出版社**　（430072　武昌　珞珈山）
（电子邮箱：cbs22@ whu.edu.cn　网址：www.wdp.com.cn）
印刷:湖北云景数字印刷有限公司
开本:720×1000　1/16　印张:15.25　字数:247 千字　插页:1
版次:2025 年 1 月第 1 版　　2025 年 1 月第 1 次印刷
ISBN 978-7-307-24580-8　　定价:79.00 元

前　　言

党的二十大报告①提出了"推进健康中国建设"和"实施积极应对人口老龄化国家战略"。国家统计局②的数据显示，截至 2023 年末，全国 60 岁以上人口已占到总人口的 21.1%。随着年龄的增长，老年人无论是在身体健康方面，还是在心理健康方面，或者是在健康资源获取方面都处于逐渐弱化的状态。老年人健康问题亟待社会各界的重视，需要家庭、社区和政府的共同关注和支持。

本书以社会支持对城乡老年人健康的影响为选题，基于社会保障与社会支持理论，结合人口学和经济学等学科的有关理论，分析在城乡社区环境中老年人社会支持与其健康状况的关系，贡献于对老年人健康问题的科学认识，为国家制定保障老年人生活的政策提供参考和借鉴。进一步地，本书引入社区环境的视角来研究社会支持对老年人健康的影响效应，从而为老年人健康或生活质量研究提供新的视角，尝试为理解老年人健康状况的影响机制构建具有解释力的分析框架。

在文献回顾和数据分析的基础上，本书对城乡社区环境、正式社会支持和非正式社会支持、老年人生理健康和心理健康等方面进行深入研究，以期对不同社区环境中老年人的社会支持和健康水平之间的关系形成深入理解。本书基于 2015 年北京大学中国健康与养老追踪调查微观数据（以下简称 CHARLS 数据），选取 60 岁以上的老年群体作为研究对象，在对老年社会保障和社会支持等相关基本

①　习近平. 高举中国特色社会主义伟大旗帜　为全面建设社会主义现代化国家而奋斗——在中国共产党第二十次全国代表大会上的报告［R/OL］.（2022-10-16）［2024-07-10］. https：//www.gov.cn/xinwen/2022-10/25/content_5721685.htm.

②　国家统计局. 中华人民共和国 2023 年国民经济和社会发展统计公报［R/OL］.（2024-02-29）［2024-07-10］. https：//www.stats.gov.cn/sj/2xfb/202402/t20240228_1947915.html.

理论分析的基础上，使用公共管理、社会保障和应用经济学等学科方法，对研究数据进行统计和计量分析，采用具体的回归分析模型（诸如 Probit 回归模型和OLS 回归模型等）考察不同社区环境下社会支持有关因素（变量）对老年人健康的影响机制。

本书的框架结构大致分为以下五个部分：

第一部分包括导论、第一章和第二章。该部分提出本书的基本研究问题：社区环境视角下各类社会支持对老年人健康的影响机制。导论部分首先阐述本书研究的选题背景与意义，然后，明确设定本书的研究目的和研究内容，提出研究的基本思路和框架，介绍所采用的研究方法和数据来源及结构，指出研究创新之处和存在的不足。本书第一章和第二章首先对健康与老年人健康、社区环境、社会支持等相关核心概念进行界定，阐述作为本书研究基础的相关理论，包括社会保障和社会支持的基础理论以及相关健康需求理论和社会生态系统理论等；在此基础上，回顾和梳理与研究相关的文献，以了解国内外关于社区环境、社会支持对老年人健康的影响研究现状，归纳出社会支持、社区环境和老年人健康三者之间的关系，提出本书的分析框架。

第二部分为本书的描述性分析部分，包括第三章。该部分利用 CHARLS 数据，对不同社区环境中的老年人生理健康、心理健康、正式社会支持和非正式社会支持等核心概念进行研究变量的描述性统计分析；进一步地，按照老年人性别、年龄、城乡区位、贫困状况、所在社区类型等维度进行对比分析，从不同维度考察老年人健康状况及其差异。

第三部分为本书的计量分析部分，包括第四章和第五章。首先，该部分基于理论分析和前人的研究文献，提出社会支持与老年人健康的有关研究假设；然后，利用 CHARLS 数据进行实证分析，构建计量模型，通过探析正式社会支持和非正式社会支持对老年人生理健康和心理健康的影响，并基于社区环境的视角比较不同社区环境下社会支持对老年人健康影响的差异，验证前面提出的研究假设，从而回答本书研究的基本问题。

第四部分为本书的第六章，探究社会支持对老年人健康状况的影响机制。在前面研究基础上，本部分进一步地引入健康行为和满意度两个中介变量进行分析，以检验不同社区环境下社会支持对老年人健康的影响如何通过健康行为和满意度进行中介传导。

第五部分为本书的最后一章，得出研究的结论并进行简要讨论，提出相关政策建议。

本书的主要研究发现和结论如下：

第一，社会支持是影响老年人生理健康的重要因素。在正式社会支持中，养老保险和其他社会救助对老年人自评健康有显著正向影响，且养老保险和其他社会救助可以降低老年人的慢性病数量，而医疗保险对老年人自评健康的影响为负、对老年人慢性病数量影响为正，可能的原因在于医疗保险的正向选择效应；还有一种原因在于本书使用的数据为截面数据，参加医疗保险的老年人大多会使用医疗保险就医，而往往就医后，他们的身体状况并不会立马恢复，从而可能导致出现这样一种情况。在非正式社会支持中，子女数量和子女经济支持对老年人自评健康有显著正向影响，子女经济支持可以降低老年人所患的慢性病数量，但存活的子女数量和存活的兄弟姐妹数量对老年人的慢性病数量影响为正，可能的原因在于存活的子女以及兄弟姐妹的数量越多，抚养子女、帮扶兄弟姐妹的压力更大，老年人需要处理的各种杂事和纷争越多，这提高了慢性病积累和发生的概率。

第二，社会支持对老年人心理健康有显著影响。在正式社会支持中，养老保险和医疗保险对老年人抑郁程度有显著正向影响，这说明这些正式社会支持的提供有利于改善老年人心理健康状况和认知能力。在非正式社会支持中，兄弟姐妹数量和子女经济支持对老年人抑郁程度和认知程度有显著的正向影响，而存活的子女数量对老年人抑郁程度和认知程度有显著的负向影响，这说明存活的子女数量越多，老年人越倾向于抑郁，认知程度越低，可能的原因在于子女越多，老年人越容易操劳，会更多分担子女的辛苦。

第三，社会支持通过老年人的健康行为和满意度对老年人健康状况产生影响。社会支持对老年人健康行为（体育锻炼、社交活动、吸烟、喝酒）有显著影响，健康行为又可以影响老年人健康，特别是生理健康，这说明社会支持对老年人健康的影响可以通过健康行为这一中介变量进行传导。社会支持对老年人（婚姻、健康、生活、子女）满意度有显著影响，满意度又可以影响老年人健康，特别是心理健康，这同样说明社会支持对老年人健康的影响可以通过满意度这一中介变量进行传导。

第四，社区环境对社会支持影响老年人健康有不同的调节作用。社区环境指数可细分为基础设施指数、活动场所指数和医疗机构指数。引入社区环境指数与社会支持的交互项，社区环境的调节作用非常明显，大多表现为替代作用，即如果社区环境指数越高，社会支持对老年人健康的影响反而越小。可能的原因在于社区环境中的基础设施为老年人提供了基本的生活保障，体育锻炼和休闲娱乐的活动场所能够增进老年人之间的交流，医疗机构为老年人看病拿药提供了方便，这些都能有效促进老年人的生理健康和心理健康。

本书的创新之处主要有：

第一，从研究内容来看，不同于大多研究从自评健康或身体质量指数（BMI）的角度来衡量健康程度，本书将老年人健康细分为生理健康和心理健康两个维度。生理健康不仅包括常用的自评健康，还包括较为客观的慢性病数量；同样地，心理健康不仅包括常用的抑郁程度，还包括老年人认知程度，两者可以较为系统地对老年人的健康状况进行探讨。本书尝试从多个维度和方面进行分析，这就使得研究内容能比较全面地解释社会支持对老年人健康状况的影响。

第二，从影响机制来看，本书试图从理论和前人的实证研究中寻找中介变量，解释社会支持通过何种途径（中介）来影响老年人健康。虽然已有研究证明了社会支持对老年人健康的影响，但是学界对这种影响的内在机制缺乏深入认识。本书选择的中介变量包括老年人健康行为和老年人满意度，对每一个中介变量又进行了多维度的细分，使得本书的影响机制分析更加全面、稳健和可信。本书的影响机制分析可以弥补现有研究关于社会支持对老年人健康影响机制的不足，为后续在研究影响机制时提供可行的研究变量的参考。

第三，从研究视角来看，本书将社区环境作为调节变量引入老年人健康决定模型。以往的研究往往将社区环境作为自变量，多从社区的人文环境和自然环境等角度构建指标体系，分析社区环境对健康的影响程度。本书从社区基础设施、社区医疗机构和社区活动场所等方面着手，构建社区环境衡量指标，考察社区环境在社会支持影响老年人健康中的作用。这种从社区环境角度进行的分析，为社会支持对老年人健康的影响研究增加了新的视角和分析元素。

目　　录

图 目 录

1

表 目 录

导　论

本部分内容为本书的导论，首先，阐述了本书研究的选题背景和研究意义，指出本书研究的理论意义和实践意义；其次，提出本书的研究目标与研究问题，介绍本书的研究内容、研究思路与研究方法；最后，指出本书存在的创新之处与研究局限。

第一节　选题背景和研究意义

一、选题背景

（一）"健康中国"的战略背景

健康被视为人类社会最为重要的一种"可行能力"（Sen，1997）。作为人力资本的核心内容之一的健康，不仅是开展一切经济社会活动的基础，也是人类社会孜孜以求的目标和社会福祉改善的重要内容。根据世界卫生组织（1947）的定义，健康不仅仅是没有疾病和痛苦，而且包括在心理和社会各方面的完好状态。由此可见，健康包括很多方面，不仅仅是身体或生理方面的健康，还包括心理健康等，它不仅是指没有身体缺陷或疾病，还包括良好的心理状况和社会适应能力等。

在当前人口老龄化背景下，我国老年人的健康问题显得愈加重要。老年人群的健康状况能否得到改善或提升，直接决定了中国能否顺利应对人口老龄化所带来的各项挑战。健康与养老关系密切，这种密切联系不仅仅体现在身体健康方面，也体现在心理健康方面，且心理健康方面更为复杂、隐蔽，不易被关注与应对（孟可强，2019）。2016 年 10 月 25 日，中共中央、国务院印发《"健康中国 2030"规划纲要》，明确提出要实现"健康老龄化"，具体的措施包括推进老年医疗卫生服务体系建设、健全医疗卫生机构与养老机构合作机制、加强老年常见病慢性病的健康指导和综合干预、推动开展老年心理健康与关怀服务等。① 2017 年 10 月召开的中国共产党第十九次全国代表大会提出"实施健康中国战略"，要完善国民健康政策，为人民群众提供全方位全周期健康服务；要积极应对人口老龄化，构建养老、孝老、敬老政策体系和社会环境，推进医养结合，加快老龄事业和产业发展。② 党的二十大报告指出"推进健康中国建设，实施积极应对人口老龄化国家战略，发展养老事业和养老产业，优化孤寡老人服务，推动实现全体老年人享有基本养老服务"。③

老年人群体是一个贫困发生率较高的群体，尤其是生活在农村的老年人群体更是这样。老年人贫困不仅体现在经济或物质层面，更加体现在心理健康层面。目前，中国拥有世界上最大规模的老年人群体，同时也是世界上老龄化程度最严重的国家之一。大约三分之二的老年人生活在农村地区，其比重超过城市，农村老年人的贫困问题更为严重。长期以来，老年人的贫困与健康息息相关，很多老年人的贫困问题都与身体健康有关。因此，解决好老年人的健康问题，也可以相应地解决老年人的贫困问题。

（二）人口老龄化的现实背景

2010 年我国第六次人口普查数据④显示，60 岁及以上的老年人总数有 17765 万人，占全国总人口的 13.3%；65 岁及以上老年人口总数有 11894 万人，占全国

① 中共中央，国务院."健康中国 2030"规划纲要［R/OL］.（2016-10-25）［2024-07-15］. http：www. gov. cn/zhengce/2016-10/25/content_5124174. htm.
② 习近平. 决胜全面建成小康社会 夺取新时代中国特色社会主义伟大胜利——在中国共产党第十九次全国代表大会上的报告［R/OL］.（2017-10-27）［2024-07-15］. https：//www. gov. cn/zhuanti/2017-10/27/content_5234876. htm.
③ 习近平. 高举中国特色社会主义伟大旗帜 为全面建设社会主义现代化国家而奋斗——在中国共产党第二十次全国代表大会上的报告［R/OL］.（2022-10-16）［2024-07-10］. https：//www. gov. cn/xinwen/2022-10/25/content_5721685. htm.
④ 国家统计局. 2010 年第六次全国人口普查主要数据公报［R/OL］.（2011-04-28）［2024-07-15］. https：//www. stats. gov. cn/sj/zxfb/202303/t20230301_1919254. html.

表 0-1 我国 2010—2023 年 60 岁和 65 岁以上老年人数量及比重统计表

年份	2010	2011	2012	2013	2014	2015	2016	2017	2018	2019	2020	2021	2022	2023
60岁及以上老年人口（万人）	17765	18499	19390	20243	21242	22200	23086	24090	24949	25388	/	26736	28004	29697
60岁及以上老年人口比重（%）	13.3	13.7	14.3	14.9	15.5	16.1	16.7	17.3	17.9	18.1	/	18.9	19.8	21.1
65岁及以上老年人口（万人）	11894	12288	12714	13161	13755	14386	15003	15831	16658	17603	/	20056	20978	21676
65岁及以上老年人口比重（%）	8.9	9.1	9.4	9.7	10.1	10.5	10.8	11.4	11.9	12.6	/	14.2	14.9	15.4

注：本表数据来源于国家统计局。其中，国家统计局于 2021 年 2 月 28 日发布的《中华人民共和国 2020 年国民经济和社会发展统计公报》并未公布 2020 年末全国人口情况。

总人口的 8.9%。根据 2023 年国家统计局发布的数据和《中华人民共和国 2023 年国民经济和社会发展统计公报》①，2023 年末，全国 60 岁及以上人口为 29697 万人，占 21.1%。其中，65 岁及以上人口为 21676 万人，占 15.4%。十三年来，我国老年人口比重持续增加，人口老龄化程度不断加深。从表 0-1 的数据可以看出，我国老龄化的速度快、基数大。

老年人健康问题不容忽视，需要政府、家庭、社区、个人的广泛关注。正是基于此，本书分析社会支持（包含正式社会支持和非正式社会支持）对老年人健康的影响，并探讨社区环境在其中的调节作用，试图解释社会支持对老年人健康的影响机制，以期通过实证分析，提出促进老年人健康的政策建议，为我国实现"健康中国"战略目标提供支持和政策参考。

二、研究意义

近几年来，国家对国民健康素质的提升越来越重视，"健康中国"战略被放在我国发展的显著位置。最近两年的政府工作报告均提到要积极应对人口老龄化，构建养老、孝老、敬老政策体系和社会环境。随着社会的发展和进步，我国老年人平均寿命逐年增长，在 2000 年，我国已进入老龄化社会。相比于其他年龄段的人，老年人在生理、心理、家庭和社会地位上都存在弱化的趋势，因此，老年人在各方面都需要来自政府、社会和家庭的支持和照顾。在"积极老龄化"和"健康老龄化"大背景下，如何满足我国老年人的健康需求、构建合理有效的老年人社会支持体系就显得尤为重要。因此，本书有重要的理论意义和实践意义。

（一）理论意义

1. 在"健康中国"战略背景下，老年人的健康问题不容忽视。在老年人健康问题中，心理健康问题长期没有得到应有的重视。目前关于城乡老年人心理健康的理论研究滞后，本书尝试在已有理论基础上进一步从社区环境视角以及社会支持不同维度完善有关老年人心理健康的相关理论，为我国城乡社会保障政策的

---

① 国家统计局. 中华人民共和国 2023 年国民经济和社会发展统计公报［R/OL］.（2024-02-29）［2024-07-15］. https：//www. stats. gov. cn/sj/zxfb/202402/t20240228_1947915. html.

出台提供具有理论和实践价值的政策建议。

2. 本书从老年人个体和家庭等微观角度入手，运用社会支持理论，以及人口学、心理学和经济学等多学科交叉的方法探寻社会支持与老年人健康二者之间的关系；尝试运用社会支持等理论分析老年人健康问题，尝试为分析老年人健康影响因素的作用机制构建分析框架，为国家制定保障老年人生活的政策提供理论支持。

3. 本书从社区环境视角研究老年人健康问题，探究社区环境在社会支持影响老年人健康过程中的调节作用，尝试探索出社区环境对老年人健康的调节作用，以期对老年人健康和生活质量的研究提供研究思路。

（二）实践意义

1. 本研究有助于促进家庭和谐和社会稳定。老年人的健康不仅关乎他们进入高龄段的健康与幸福，更关乎其家庭内几代人的幸福与和谐。提高老年人的健康和生活质量对构建幸福家庭与和谐社会而言都有重要意义。

2. 本研究有助于理解社区层面的社会治理结构，尤其是在农村社区层面的社区治理结构。实施"健康中国"战略离不开美丽乡村的建设，建设美丽乡村需要解决老年人健康尤其是心理健康问题。本研究有助于构建国民心理健康的社会支持体系，有利于社区工作和社会工作的有效开展。

3. 本研究有助于认识和缩小城乡差距，保障城乡老年人生活；有助于推动城镇化与现代化建设，切实解决城乡老年人健康与养老问题，有利于老年人社会保障体系建设和完善。

第二节 研究目标与研究问题

一、研究目标

基于上述分析，本书以老年人为研究对象，基于"中国健康与养老追踪调查"（CHARLS）数据，探讨社会支持、社区环境对老年人健康的影响，并进一步考察这种影响的调节机制，具体目标如下：

1. 分析与社会支持、社区环境和老年人健康相关的理论，构建本书理论分析框架，从理论上阐明在不同社区环境下社会支持对老年人健康的影响机理。

2. 利用大样本数据，分析社会支持（包括正式社会支持和非正式社会支持）对老年人生理健康和心理健康的影响方式和影响程度。进一步地，区分城镇老年人样本和农村老年人样本以及贫困老年人样本和非贫困老年人样本，就社会支持对老年人健康的影响效应进行异质性检验，并在不同社区环境类型下进行比较分析，检验实证结果的稳健性，从而回答本书的基本研究问题。

3. 在上述分析基础上，通过引入老年人健康行为和健康满意度的变量，考察健康行为和满意度对老年人健康的影响作用，深入分析社会支持通过引入的中介变量（健康行为、满意度）对老年人健康的影响机制，从而深入理解和认识社会支持影响老年人健康的机制。

4. 从社区环境视角分析其对社会支持影响老年人健康的调节作用。具体而言，考虑社区环境与社会支持的相互作用，分析这种相互作用对老年人健康的影响，从而探讨在不同社区环境下社会支持对老年人健康的影响。

5. 从正式社会支持、非正式社会支持、社区环境等方面提出改进和完善老年人健康支持政策的建议。

二、研究问题

一般认为，在诸多影响老年人健康的因素中，社会支持是影响老年人健康状况的重要因素。那么，社会支持对老年人健康有什么直接影响？社会支持通过什么样的机制对老年人健康产生影响？在不同社区环境类型中社会支持与老年人健康状况有何不同？这些都是本书的研究问题，具体分为以下几个方面：

（一）对社会支持和老年人健康的界定

在社会保障的理论和政策体系中，正式社会支持主要包括社会保险、社会救助、社会福利与社会优抚等方面，通常用医疗保险、养老保险、社会救助等指标来衡量正式社会支持的程度。非正式社会支持则主要包括兄弟姐妹、子女、父母等家庭成员提供的支持。

借鉴前人关于老年人健康方面的研究成果，本书将老年人健康分为生理健康和心理健康两大方面，其中，生理健康用自评健康、慢性病数量等指标来衡量；老年人的心理健康用认知程度、抑郁情况两个指标来衡量。

（二）正式社会支持对老年人健康的影响效应及机制探析

老年人的正式社会支持主要来自社会保障政策的支持。本书具体从老年人参与养老保险和医疗保险的状况来考察其对老年人身心健康的影响，进一步地，引入中介变量（健康行为、满意度），构建正式社会支持对老年人健康的影响机制。

（三）非正式社会支持对老年人健康的影响效应及机制探析

非正式社会支持主要包括兄弟姐妹、子女、父母等家庭成员以及其他非正式途径提供的社会支持。非正式社会支持对老年人健康具有直接影响效应，也通过中介变量（健康行为、满意度）对老年人健康有间接影响效应。非正式社会支持的来源具有多样性，其影响和效果具有不稳定性。

（四）社区环境对社会支持和老年人健康的调节作用分析

社区环境对正式社会支持和非正式社会支持存在不同影响，进而对居住在社区的老年人的健康具有重要的调节作用。社区环境在提高老年人健康方面扮演着重要角色，形塑着老年人的行为和认知。例如，社区环境中的基础设施为老年人提供了基本的生活保障，对健康具有重要影响；为老年人提供体育锻炼和休闲娱乐的活动场所，能够增进老年人之间的相互交流，对老年人健康促进作用也不容忽视；社区环境中的医疗机构等为老年人看病就医提供了方便，也能有效促进老年人的健康。

第三节　研究内容与研究方法

一、研究内容

基于上述分析，本书主要从以下内容展开研究：

（一）老年人的社会支持和健康状况

在前期文献阅读和数据分析的基础上，本书对老年人的正式社会支持、非正式社会支持、生理健康、心理健康进行了统计描述分析，以便对老年人的社会支持和健康水平的现状有更好的理解。该部分的内容主要是解决"老年人社会支持和健康水平是怎么样"的问题。

（二）社会支持对老年人健康的影响分析

在回答了"是什么（或怎么样）"这个问题之后，本书试图进一步回答的问题是"目前我国老年人的健康水平为什么会是这样？"或"社会支持如何影响了老年人的健康水平？它们是通过什么样的方式或途径来产生影响的？"。为了更好地回答上述问题，本书又将其分为以下几个具体问题：

1. 不同类型的社会支持对老年人生理健康的影响分析。第一，探究正式社会支持对老年人的生理健康产生何种影响、能产生多大程度的影响，在此基础上具体明确哪些正式社会支持因素产生了显著性影响。第二，探究非正式社会支持对老年人的生理健康产生何种影响、能产生多大程度的影响，在此基础上具体明确哪些非正式社会支持因素产生了显著性影响。第三，探究不同的社会支持之间是否对老年人的生理健康产生跨层次的交互影响。

2. 不同类型的社会支持对老年人心理健康的影响分析。第一，探究正式社会支持对老年人的心理健康产生何种影响、能产生多大程度的影响，在此基础上具体明确哪些正式社会支持因素产生了显著性影响。第二，探究非正式社会支持对老年人的心理健康产生何种影响、能产生多大程度的影响，在此基础上具体明确哪些非正式社会支持因素产生了显著性影响。第三，探究不同的社会支持之间是否对老年人的心理健康产生跨层次的交互影响。

（三）老年人健康行为、生活满意度影响老年人健康的中介效应分析

该部分内容主要考察老年人健康行为和生活满意度在社会支持影响老年人健康过程中所发挥的中介效应。具体包括：社会支持是否通过健康行为和满意度对老年人的健康行为产生影响，进而影响老年人的生理健康；社会支持是否通过健

康行为和满意度对老年人的生活满意度产生影响，进而影响老年人的心理健康。

（四）社区环境对社会支持和老年人健康的调节作用分析

本书构建社区环境指数，将社区环境指数分为基础设施指数、活动场所指数和医疗机构指数，探讨社区环境在社会支持影响老年人健康中所起到的作用。社会支持和社区环境与老年人健康有着紧密联系，无论是正式社会支持还是非正式社会支持都对健康有影响，社区环境中的基础设施、活动场所和医疗机构对老年人健康存在不容忽视的影响；社会支持对老年人健康的影响往往是在社区这一场域下进行的，在不同的社区环境条件下，社会支持对老年人健康的影响作用可能不同；社会支持、社区环境对健康不仅具有直接效用，还具有间接效用。例如，通过参加体育活动和心态调节等途径，社会支持对老年人健康可能产生间接影响。

二、研究思路与技术路线图

本书按照"理论分析—实证检验—对策建议"的思路进行研究设计。通过理论和实证两个维度来探讨社会支持（含正式社会支持和非正式社会支持）对老年人健康（含生理健康和心理健康）的影响，并通过中介变量检验社会支持对老年人健康的影响机制。进一步地，本书从社区环境视角研究社会支持影响老年人健康的调节作用，探寻社区环境中老年人获得的社会支持与其健康状况之间的关系，发现在不同社区中社会支持对老年人健康影响的差异。

本书研究步骤如下：第一，回顾与本研究相关的理论基础，并对相关概念进行界定，包含老年人、社会支持、健康、社区环境等核心概念。第二，基于理论分析，运用计量分析方法（主要运用回归分析的方法，诸如 OLS 模型、Probit 模型、Ordered Probit 模型）分析社会支持对老年人健康的影响，并进行异质性检验。第三，分析社会支持对老年人健康的影响机制，中介变量选取为健康行为和满意度。第四，从社区环境视角研究社会支持对老年人健康影响的调节作用，尝试为分析社会支持影响老年人健康状况的作用机制提供新的分析视角。第五，根据实证分析结果，提出促进老年人健康的政策建议，从而贡献于实现"健康中国""健康老龄化"的战略目标。

本书分析的技术路线图如图 0-1 所示：

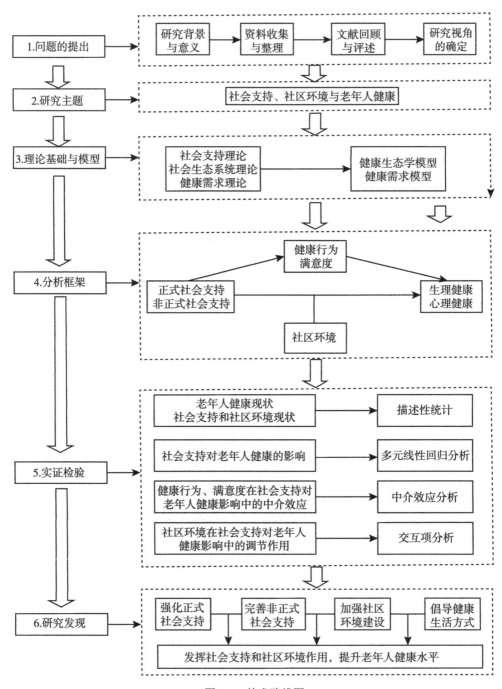

图 0-1　技术路线图

三、研究方法

(一) 文献研究法

本书通过查阅纸质文献、电子图书和数据库等相关资料,获得关于我国老年人养老与健康的相关信息。通过对社会支持、社区环境和老年人健康等相关研究文献进行归纳整理,本书充分了解与研究主题有关的社会支持理论、社会生态系统理论和健康需求理论,系统研究了健康生态学模型和健康需求模型。通过仔细梳理社会支持、社区环境和老年人健康的经典著作和文献,充分了解前人的理论成果与研究进展,找到自身研究的立足点和突破点,确立了研究方向。文献研究法为本书的理论基础、分析框架、研究假设、核心变量的指标选取等奠定了基础。

(二) 计量分析法

本书基于2011年、2015年CHARLS调查数据,运用Stata软件对数据进行整理和分析。本书对社会支持、社区环境和老年人健康等核心指标进行描述性统计后,运用OLS线性回归模型、二元Probit回归模型和序次Probit回归模型来分析正式社会支持和非正式社会支持对老年人生理健康、心理健康的影响;运用中介效应方法分析健康行为和满意度在社会支持影响老年人健康中的中介效应大小;在回归模型中通过增加交互项的方法来分析社区环境在社会支持影响老年人健康中的调节作用。计量分析方法客观、有效地展示了当前社会支持、社区环境和老年人健康的现状和三者的逻辑关系,对前文的研究假设进行检验。

(三) 比较分析法

为了分析社会支持对老年人健康影响的异质性,有效区分社会支持对不同老年群体的健康促进效应,本书将总样本区分为城镇老年人和农村老年人、贫困老年人和非贫困老年人。本书通过对城镇和农村老年人健康状况、社会支持获得情况进行对比,能够深入了解城乡二元经济结构下老年人的健康现状;通过将贫困老年人与非贫困老年人进行对比,能够发掘不同经济水平下老年人的社会支持获得和健康水平的差异。通过对不同老年人群体的比较，本书可以有针对性地提出促进社会支持发展、提升老年人健康水平的政策建议。在分析社区环境在社会支持影响老年人健康过程中的调节作用时，本书对不同社区环境进行了分类和对比，这种对比可以更加细致区分社区环境的调节作用。运用比较分析法，还可以增强本研究结论的稳健性。

第四节　创新之处与研究局限

一、创新之处

本书旨在通过理论分析和实证检验，分析和理解不同类型的社会支持对老年人健康的影响效应和机制，考察老年人健康行为和满意度在其中所起的中介作用，并进一步从社区环境的视角考察社区环境在其中所起的调节作用。本书在以下方面体现出一定的新意：

第一，从研究内容来看，不同于大多研究从自评健康或身体质量指数（BMI）的角度来衡量健康程度，本书将老年人健康细分为生理健康和心理健康两个维度。生理健康不仅包括常用的自评健康，还包括较为客观的慢性病数量；同样地，心理健康不仅包括常用的抑郁程度，还包括老年人认知程度，可以较为系统地对老年人健康状况进行探讨。本书尝试从多个维度和方面进行分析，这就使得研究内容能比较全面地解释社会支持对老年人健康状况的影响。

第二，从影响机制来看，本书试图从理论和前人的实证研究中寻找中介变量，解释社会支持通过何种途径（中介）来影响老年人健康。虽然已有研究证明了社会支持对老年人健康的影响，但是对这种影响的内在机制缺乏深入认识。本书选择的中介变量包括老年人健康行为和老年人满意度，对每一个中介变量进行了多维度的细分，使得本书的影响机制分析更加全面、稳健和可信。本书的影响机制分析可以弥补现有研究关于社会支持对老年人健康影响机制的不足，为后续研究影响机制提供可行的研究变量的参考。

第三，从研究视角来看，本书将社区环境作为调节变量引入老年人健康决定模型。以往的研究往往将社区环境作为自变量，多从社区的人文环境和自然环境等角度构建指标体系，分析社区环境对健康的影响程度。本书从社区基础设施、社区医疗机构和社区活动场所等方面着手，构建社区环境的衡量指标，考察社区环境在社会支持影响老年人健康中的作用。这种从社区环境视角进行的分析，为社会支持对老年人健康的影响研究增加了新的视角和分析元素。

二、研究局限

第一，数据方面的限制。本书使用的二手调查数据，在社会支持指标选取上不能根据理论分析自行设计。前人关于社会支持影响老年人健康的研究已有不少，如何选择合适的维度进行研究，特别是如何在社会支持影响老年人健康分析的已有知识基础上，提出新的指标或变量，或者从新的分析方法或手段上进行研究，本书还体现出一定的局限性。另外，对老年人健康和社会支持的指标体系构建还不够精细，这需要在以后的研究中进一步细化，以提高测量标准的科学性。由于本书使用的是 CHARLS 公开数据，能够获得的最新数据是 2015 年的，数据还有待更新。

第二，实证研究中内生性问题的处理。本书实证研究的重点是探讨社会支持对老年人健康的影响效应，但是社会支持会影响健康，健康的差异也会影响老年人对社会支持的需求和获得性。另外，也会有其他共同的因素同时影响社会支持和健康状况，如经济条件好的家庭可能获得的社会支持和健康条件都会更好。在这个问题上，本书尽量多控制住一些可能的影响变量，并尝试使用滞后一期的自变量作为工具变量，未能找到其他更合适的工具变量。

第三，前人研究中，关于社区环境与社会支持影响老年人健康的文献资料还比较缺乏。本书虽然就此开展了探索性的分析，然而，对三者之间关系的理论认识还不足，实证分析也还不够透彻，还需要今后围绕这方面开展进一步深入研究。

第一章 研 究 综 述

本书主要探讨社会支持、社区环境对老年人健康的影响，研究综述分四个部分。第一，回顾关于健康与老年人健康的文献研究，对老年人生理健康、心理健康等方面的研究作了梳理，重点关注本研究用到的老年人慢性病、自评健康、认知和抑郁等方面的内容。第二，关于社会支持和老年人健康的关系的研究综述。分别阐述正式社会支持和非正式社会支持对老年人健康的影响，并介绍社会支持影响健康的途径和机制。第三，社区环境与老年人健康的关系的研究综述。社区环境的不同类别以及不同构成要素对老年人健康具有不同的影响，社区环境对老年人健康的影响具有性别、年龄和城乡等方面的差异，社区环境在社会支持影响老年人健康中的发挥着调节作用。第四，通过分析前人的研究，对已有文献进行述评。

第一节 健康与老年人健康

在人口老龄化和"健康中国"建设背景下，关于老年人健康的研究越来越多。众多学者在关于老年人健康的研究中将其细分为生理健康和心理健康两大方面（Fritzell & Lennartsson，2005；Cong & Silverstein，2008；程令国、张晔，2012）。基于此，本节内容围绕老年人健康问题，从生理健康和心理健康两方面来进行文献回顾。

一、生理健康相关研究

在生理健康方面，有关研究主要通过自评健康、慢性病种类数、生活自理能力等方面来对健康进行讨论。

（一）自评健康相关研究

自评健康是大型问卷中常见的调查内容，被广泛应用于家庭结构、死亡风险等相关的实证研究（刘岚、陈功，2010；Stenholm et al.，2016）。宋全成等（2018）指出，健康自评指标反映了人口主观和客观健康的综合状况，能够在一定程度上为医疗卫生人员、疾病健康预防的决策人员给予信息支持。自评健康与客观健康具有显著的相关性，自评健康作为反映个人健康状况的主观指标，与反映患病状况的单项客观指标相比，优点在于能够综合地反映个人健康状况，它与慢性病等单项健康指标存在显著关联（Poortinga，2006）。在控制了家族患病史、健康行为等因素后，自评健康与更多的客观指标（如医师评估和发病率）高度相关（Jylhä，2009）。自评健康还可以有效预测老年人的健康水平和死亡率，Burström 和 Fredlund（2011）研究发现自评健康中回答为"不好"对健康状况测度更为准确，并且可有效预测急性病和慢性病的死亡率。

老年人自评健康主要是针对老年人总体健康状况的测评，但是无法衡量老年人客观健康的具体情况。自评健康是一个较为主观的评价，它不仅受回答者的客观健康状况的影响，也会受回答者评价标准、自身医学知识储备的影响。自评健康需要和客观健康的指标一同使用才能有效衡量健康水平。丁继红等（2019）发现老年人自评健康与老年人慢性病种类和生活自理能力高度相关，在用客观指标衡量老年人健康水平的过程中，需要引入自评健康这一综合指标对老年人健康水平进行全面评价。Grzywacz 等（2004）发现，身体功能障碍尽管可以测量健康，但是从整体健康的观念出发，自评健康应该和客观指标一起测量，才能准确反映个体的身体健康水平。在测量健康特别是生理健康的过程中，一些学者将自评健康、日常生活自理能力和慢性病种类这几个指标一同纳入模型中进行考察，以期对健康作出全面、科学的测评（范国斌等，2018）。

自评健康这一指标在测量老年人的健康中被广泛使用。陈宁等（2017）利用2015 年国家卫生和计划生育委员会流动人口监测数据，从社会支持和医疗福利角度分析了影响老年人健康差异的因素，发现流入地的配偶支持、家庭经济支持和朋友数量对老年人自评健康有显著的正向影响，公平享受流入地公共医疗服务的老年人对自身健康的评价较为积极。郭静等（2017）的研究发现，流动老年人的自评健康较一般老年人自评健康更为积极，健康意识因素（如锻炼身体时间、患小病处理方式等因素）和社会支持因素（如流入地朋友数量等）对其自评健康有显著影响。此外，聂欢欢等（2017）利用 2015 年全国流动人口动态监测调查中的上海地区数据进行分析发现：上海市老年人自评健康状况相对较好，不同年龄段、户口性质、婚姻状况、朋友数量的老年人健康自评存在差异，但反映出老年人群体的健康分布状况。

（二）慢性病的相关研究

对老年人健康问题的研究还会对老年人患慢性病情况进行考察。老年人"活得长"了，并不意味着实现了"活得好"的目标，他们面临着病痛老龄化的境况。随着年龄的增长和生理功能的下降，老年人患慢性病的比例要远远高于其他年龄段的人群。当前我国老年人口超过半数患有慢性病，面临新旧健康危险因素并存、健康底子薄弱、医疗卫生资源分配不均等问题。如果仅用自评健康去测量老年人的健康水平，将难以反映老年人真实的健康。郑晓瑛（2001）指出，对老年人健康的测量，不仅要测量老年人寿命的长短，更应该关注其生存质量，而慢性病测量能够弥补传统健康测量的不足。慢性病能反映出老年群体中未能被临床医学检出的亚健康状态，能对老年人口健康水平作出一个客观的评价。张钧、郑晓瑛（2010）认为，由于人们寿命延长，疾病的流行程度（某一特定时间里在给定数目的人群中所有患病的人数）会减小，但是患慢性病的老年人绝对数量将会增加，慢性病通常在相当一段时期内存在并且无法治愈，需要引起老年人的高度关注。张鹏飞（2020）指出慢性病是威胁老年人健康的重要因素之一，由于其具有长期积累形成的特征，大部分慢性病往往在老年阶段较为集中和突出。一些典型的慢性病如糖尿病、高血压、高血脂、心脑血管疾病等，其高发群体往往是老年人，测量老年人患有慢性病的种类是衡量老年人健康水平的重要因素指标之一。

慢性病种类和自评健康这两个指标都可以用来衡量老年人健康，这两个指标存在一定的关联，但是有所区别。韦艳、贾亚娟（2010）指出慢性病是影响自评健康的重要因素，也是衡量健康状况的重要指标，有无慢性病与生活自理能力高度相关，对老年女性的健康自评有直接影响。许明、刘亮（2016）在考察新农保对老年人健康绩效的影响过程中，采用了生活自理能力和慢性病种类数两个客观指标来测评生理健康。姜向群等（2015）指出有无慢性病是衡量老年人健康状况的重要指标，老年人患慢性病种类越多，日常生活自理能力越差，疾病或损伤常造成躯体或肌体功能减退，从而直接影响老年人的日常生活自理能力，尤其是致死性慢性病（心脏病、脑血管疾病等）导致日常生活自理能力功能障碍较为严重，相对于自评健康，更能直接、客观地反映老年人的健康状况。武玉等（2020）研究发现老年人主观自评健康状况整体较好，但客观上患高血压、糖尿病等慢性病的比例偏高，有超过一半的老年人最近一年有患病（负伤）或身体不适的情况出现，老年人主观健康自评过于乐观，在进行健康测量的过程中，需要引入客观健康测评指标。

（三）生活自理能力的相关研究

日常生活自理能力是老年人独立应对生活的能力，它是反映老年人健康状态的重要指标（刘欢，2017）。不同学者采用不同工具来测量生活自理能力（李芬、高向东，2019；Pongiglione et al.，2015；曾毅等，2018），使用较为广泛的是 Katz 指数日常生活活动能力（Activities of Daily Life，ADL）量表和 Lawton 工具性日常生活活动能力（Instrumental Activities of Daily Life，IADL）量表。日常生活活动能力（ADL）量表主要反映个体在日常生活中自我照顾的能力以及表现出来的需要别人照顾的需求，是测量生理健康的常用指标。日常生活活动能力量表主要包含洗澡、穿衣服、如厕、室内活动、控制大小便、吃饭六个项目（曾毅等，2018）。工具性日常生活活动能力（IADL）量表是测量老年人独立生活的基本能力的工具，主要包括做家务、做饭、购物、管理财务、自己吃药、打电话、使用交通工具等方面（Katz et al.，1970）。

北京大学国家发展研究院主持的"中国健康与养老追踪调查"（CHARLS）项目中，所给出的问卷设计了标准 ADL 量表和 IADL 量表。ADL 量表询问的事项包括穿衣、洗澡、吃饭、起床/下床、上厕所、控制大小便；IADL 量表询问的事项包括做家务、做饭、去商店买食品杂货、管钱、自己吃药。温兴祥（2017）通过研究发现 IADL 测量生活自理能力比 ADL 更严格，IADL 的难度要比 ADL 的更大，但是测量的内容更为全面，ADL 主要侧重于老年人日常生活中必须具备的能力测量，是最基础的测量内容，但这两者都能较为全面地反映老年人的生理健康状况。

日常生活自理能力在老年人健康研究中有广泛的运用。有关学者在研究老年人日常生活自理能力的过程中，根据不同角度对其进行分类。对日常生活活动能力量表进行修改和完善是生理健康研究的重要内容。王德文等（2004）在研究老年人健康时，将日常生活自理能力分为基本日常生活自理活动能力和应用社会设施的能力，前者是指老年人基本的活动能力，如吃、穿、行等；后者是指老年人诸如逛商场、购物、休闲等参与社会活动的能力。尹德挺（2007）发现个体与社会经济因素、生活方式和行为习惯、慢性病患病状况等对老年人生活自理能力有显著影响。高利平等（2010）发现，有配偶、锻炼和老有所医是生活自理能力的保护因素，高龄、患慢性病、低文化程度和低收入是生活自理能力的危险因素。丁志宏（2018）将高龄老年人的健康具体操作为日常活动能力、简易认知能力和生活状态自评，他指出日常活动能力是研究高龄老年人健康问题的重要指标。

二、心理健康相关研究

心理健康指的是一种持续的心理状态，主要体现在认知、情绪、人际关系、主观幸福感、生活满意度等方面。心理健康不仅包含知识体系，也包含生活方式、价值观念以及人际关系的质量（Kaplan，1965）。

学者们对老年人心理健康的研究主要集中在心理健康的测评方面。徐玉洁（2018）指出，心理健康的评估主要基于量表，包括心理健康诊断测验、贝克抑郁自评量表、流动中心抑郁量表以及焦虑自评量表等。陶裕春、申昱（2014）认为，心理健康主要由老年人生活满意度自评、认知和抑郁三个方面组成。王昭茜、翟绍果（2018）研究发现，认知和情绪是构成心理健康的两大要素，应从这两个方面对心理健康进行具体操作化测量。认知功能是指人们认识外界事物的能力，包括感觉、记忆、思维等，高龄老年人的认知功能一定程度上反映其心理健康状况（吴振云等，2001；丁志宏，2018）。认知功能是老化过程中最重要的部分，并在老年阶段的生活中起到主导作用，认知功能的丧失也意味着独立自主生活的终结，因此，老年人认知功能的发展是老年人心理健康指标的重要因素（王萍等，2016；宋艳龙等，2014）。

学者们对社会支持与心理健康的关系进行了研究。李从容等（2020）指出"新农合"政策的满意度会对农村老年人心理健康产生影响，通过改善"新农合"政策的实施效果，提高"新农合"满意度，有助于改善农村老年人的心理健康状况。和红等（2020）发现，子女经济支持、服务支持及情感支持对老年人心理健康具有显著影响，高水平经济支持能显著降低老年人的抑郁情绪，子女情感支持显著改善城市老年人的心理健康。王新军、李红（2020）指出家庭护理能够降低失能老年人的精神抑郁程度及其发生抑郁的可能性，相对于配偶以及其他亲属提供的照料服务，由子女提供照料服务更能提高老年人的心理健康水平。孙薇薇、石丹妮（2020）发现，社会支持数量增长可以显著提升老年心理健康水平，且有部分作用是通过支持质量评价（支持满意度）产生中介效应，较高质量的友邻支持有益于老年心理健康，社区活动参与对老人心理健康的作用则体现为多多益善。

第二节　社会支持与老年人健康的关系

社会支持是影响老年人健康的主要因素，老年人会受到自身社会网络的经济、情感、生活等方面的帮助和支持。研究发现，无论是来自家庭、亲朋好友的非正式社会支持，还是来自政府、社会组织的正式社会支持都对老年人的生理健康、心理健康产生显著影响。

一、正式社会支持对老年人健康的影响

老年人的正式社会支持主要指特定组织、相关部门给予老年人的帮助和关爱，对于老年人而言主要涉及老年人从政府部门获得的经济支持和医疗支持，具体来看，包括政府给老年人提供的养老保险、医疗保险和其他社会救助。研究发现，政府构建社会保障体系，通过给老年人发放养老金，号召老年人购买或参加医疗保险，对老年人的住院费用进行报销等一系列行为显著影响了老年人的健康。城镇职工基本养老保险、机关事业单位离退休待遇等正式社会支持对老年人的健康自评具有正面促进作用（伍海霞、贾云竹，2017）。

正式社会支持中，养老金的发放对老年人的健康状况有非常重要的影响，能

够改善老年人的自评健康和 ADL 水平（Liang et al.，2000）。同时，养老金也会影响老年人的心理健康（Case & Wilson，2000），拥有养老金能降低老年人的焦虑感和孤独感，提高老年人的生活满意度，进而改善老年人的自评健康（Zhang & Liu，2007）。养老金增加了老年人的收入，改善了老年人的生活条件，提高了老年人的家庭地位，降低了生活照顾方面对子女的依赖，对子女的经济赡养存在一定的"挤出效应"，对老年人的生理健康和心理健康具有显著的促进作用（Fan & Liu，2012；程令国等，2013）。有关学者将重点放在农村老年人这一群体中，主要考察"新农保"政策的实施对老年人健康的影响。李云蕾（2018）研究发现，"新农保"对于改善参保老年人的生理健康具有重要作用，"新农保"对老年人获得的代际转移具有挤出效应，增加了其获得日常照料和精神慰藉的概率；"新农保"提高了老年人的医疗服务利用率，改善了参保老年人的生活方式，增加了老年人参加社会活动和锻炼的概率，进而提升了老年人的健康水平。

不仅是养老保险，医疗保险对老年人健康也具有重要影响。医疗保险有助于提高健康水平（Card et al.，2008；Decker & Remler，2004）。张鹏飞（2020）研究发现，医疗保险能够显著提高老年人医疗服务利用率、降低老年人慢性病发生率，进而影响到老年人健康。刘晓婷（2014）研究发现社会医疗保险显著地提高了老年人的身体健康、心理健康和自我报告的健康水平。老年人对于医疗卫生服务的需求往往较高，而相对优越的医疗卫生条件能够对国民的健康产生积极作用，正式社会支持为医疗卫生服务的供给提供了一定的支撑条件（张旭等，2013）。"新农合""新农保"等政策的实施在一定程度上弱化了家庭养老的不可替代性，对老年人的日常生活特别是身心健康有着重大影响（冷熙媛、张莉琴，2018）。许明、刘亮（2016）采用倾向分值匹配基础上的双重差分方法（PSM-DID）研究发现，"新农合"能够显著改善老年人的自理能力和减少患慢性病数量，提高老年人的生理健康。王成勇等（2018）把"新农合"和"新农保"放在一起研究，发现从"新农合"和"新农保"的政策影响角度看，参加"新农合"的农村老年群体会对健康作出更积极的评价，参加"新农保"显著提升了老年群体的生活满意度，能显著减少老年群体的消极情绪、提升积极情绪，有效提高老年人的健康评价。

综上所述，正式社会支持中的养老金、医疗保险等能够为老年人提供一定的经济支持和医疗服务供给，让老年人生活具有一定的经济保障和医疗保障，这对于老年人进行健康保养、过上幸福生活具有重要影响。

二、非正式社会支持对老年人健康的影响

老年人非正式社会支持主要体现在子女、兄弟姐妹等家庭成员的经济支持、日常照料和精神慰藉等方面。随着年龄的增长，老年人身体各项机能逐渐退化，慢慢退出劳动力市场，更多依赖于家庭成员的照顾。非正式社会支持在老年人社会支持体系中占有重要比重，对老年人的健康具有显著影响。

Edwards & Klemmack（1973）发现非正式家庭参与（通过"拜访子女"等涉及代际联系的变量来测量）与老年人健康具有密切关系。老年人的非正式社会网络能够在一定程度上弥补正式社会养老保障制度的不足（钱锡红、申曙光，2011）。Markides & Krause（1985）发现，代际联系对老年人的心理压力具有负向影响，代际联系较好的老年人，心理压力更小，自评健康水平更高。王萍、李树茁（2012）指出，子女提供的经济支持和日常帮助，不仅能够提升农村老年人的精神健康，还有利于老年人生理健康。老年人得到的家庭代际支持、居住安排与其健康状况强烈相关，子女的日常探视与关心有助于老年人维持并改善自身的健康状况（张文娟、李树茁，2004）。向运华、姚虹（2016）认为子女的经济支持对老年人身体健康和生活满意度的作用都非常有限，而精神支持则对老年人的身体健康及生活满意度有很大的促进作用。老年人家庭成员构成、居住安排、子女状况等是影响老年人健康的重要因素，子女状况在影响老年人健康因素中占有较大比重（杜鹏等，2016；陈长香等，2014）。

研究发现，非正式社会支持主要影响老年人的心理健康层面。孙鹃娟、冀云（2017）认为老年人的心理健康水平是若干因素共同作用的结果。在我国这样一个有浓厚家庭养老传统的国家里，代际支持是影响老年人心理健康的重要因素，老年人给予子女经济支持、家务支持对其心理健康有正向作用。宋利朝（2015）认为家庭幸福、子女孝顺、邻里和睦、生活充实是改善高龄老年人晚年精神生活质量的重要影响因素；但对留守老年人来说，由于子女多数不在身边，而在其个人关系网络中情感关怀最主要来源便是子女，子女的缺场使得精神赡养出现断裂，老年人心理健康受到严重影响。敖翔（2018）利用中国农村—城市移民调查的农村样本数据研究了成年子女外出务工对农村留守老年人精神健康的影响，研究发现子女外出会对农村留守老年人健康产生显著的负面影响，因为老年人在精神慰藉、生活照料上缺乏支持，更加容易陷入孤独和抑郁状态。但也有学者指出，子女外出务工增加了老年人的经济支持，对老年人的健康具有积极影响（Kuhn et al.，2011）。

综上所述，非正式社会支持对老年人健康有着重要影响，经济支持、精神慰藉、子女与其同住等不但影响老年人的生理健康而且影响了老年人的心理健康，获得较多非正式社会支持的老年人患有孤独、抑郁、消沉等心理疾病的风险更小，更容易调节自身心理状态。

三、社会支持影响健康的途径和机制

研究发现，社会支持对心理健康的影响力要强于对生理健康的影响力，社会支持的质量对老年人身心健康的影响比数量要更大，社会支持的质量对身体健康的影响比心理健康的影响要大（Vandervoort，1999）。社会支持对健康的影响主要通过满意度、幸福感等中介的主观变量来起作用（Pierce et al.，1996）。通过梳理有关文献，我们发现社会支持影响老年人的健康主要通过两个方面，一个是老年人的满意度，另一个是健康行为方式的养成。

Stanfeld（2006）指出，社会支持对健康的作用机制主要有两种假设：1）直接效应，即社会支持对个体的身心健康有着直接促进作用，或者由于社会孤立导致的社会支持缺乏会损害个体的健康状况。社会支持水平越高，则个体身心健康水平也越高；2）缓冲效应，即社会支持对个体的身心健康并没有直接影响，而是通过缓解和消除压力来减轻压力事件对健康的消极影响。缺乏社会支持，就缺乏相应的保护作用来缓解压力事件对健康的消极影响。由此可知，社会支持作为一种重要的资源，通过降低压力感、减少压力事件的重要程度来缓解压力对个体心理健康的影响。

Karen（1997）发现，社会支持会通过影响老年人的生活满意度进而影响老年人的健康评价。生活满意度常被看成主观幸福感的关键指标，是衡量一个人生活质量的综合性心理指标，也是社会适应和心理健康的重要指标（George，2010）。情感支持网和社交支持网的规模对生活满意度和身体健康状

况有正面影响，即情感支持网和社交支持网的规模越大，老年人的生活满意度越高，身体越健康（贺寨平，2012）。肖巧玲等（2018）认为社会支持有利于缓解孤独感，而孤独感对生活满意度具有重要影响，也就是说，社会支持水平越高，孤独体验越少，生活满意度越高，健康状况越好。社会支持主要通过调节老年人的心理状态，提升老年人解决生活困难的能力，使老年人对生活质量有较高的评价，并且通过愉悦心情来提升健康状态（Sarason et al.，1990）。社会支持对残疾老年人来说特别重要，可以帮助老年人养成积极乐观的心态，应对身体残疾带来的消极情绪，对提升老年人生活满意程度具有重要帮助作用，进而削弱身体残疾对其心理健康造成的负面影响（Wan et al.，2013）。社会支持有利于减少老年人抑郁症的发生，老年人通过社会支持获得了社会的关爱和关心，心情抑郁的老年患者能够走出心理阴影，不断调节自身心理状态，将之前对生活的不满足、对社会现象的不满意转化成内心的平静与达观，进而促进自身健康（Russell，1996）。

社会支持有利于改善老年人身体健康，能促进老年人的社会参与，让他们融入社会，进行健康信息的交换，养成健康的生活习惯，进而促进健康水平的提升（Cohen & Wills，1985）。社会支持可以为人们提供更多的健康知识，促进健康信息的传播，使人从事有利于健康的预防性活动，降低不良健康行为的影响效果。社区层次的社会资本还可以提供情感性和物质性的社会支持，增加居民参与社会活动的机会等，这些机制都有助于提高人们的健康水平（Kawachi，1999）。社会支持通过社会的、心理的、生物的机制影响人的健康，它不仅能提供实质性的帮助，还能影响人的思想、情感和行为，从而影响到健康（李建新，2004）。不同来源的社会支持对老年人的生活有着不同的帮助。如家庭成员可提供生病期间的照料、给予经济上的支持以及持久的情感支持等；而老年同辈朋友则可以缓解孤独感、提供信息以及交流健康的行为方式，如锻炼等（Gottlieb & Benjamin，1983）。对老年人来说，社会支持主要从信息支持和情感支持两个方面影响用户的健康状况，信息的传递和交换可以帮助在线健康社区的用户改变健康行为，进而提升用户的健康状况；用户通过信息支持获得的信息和知识越多，越能具体了解自身健康状况，掌握提升和改善健康状况的方法，进而帮助其进行自我治疗和健康管理（杨化龙、鞠晓峰，2017）。由此可知，通过社会支持，老年人可以交流健康信息，养成良好的生活保健习惯，定期进行体育锻炼，进而促进自身健康。

第三节 社区环境与老年人健康的关系

滕尼斯（1999）最初在《共同体与社会》中将"社区"解释为一种基于亲缘血族关系而结成的，由同质人口组成的，具有共同价值观念、关系密切、出入相友、守望相助的，富有人情味的社会群体。埃弗里特、拉伯尔（1988）认为"社区是一个群体，它由彼此联系、具有共同利益和纽带、具有共同地域的一群人所组成，社区是一个简单群体，其成员之间的关系建立在地域的基础上"。社区是以认同为意愿、以价值观念为基础的，血缘、邻里和朋友关系是社区成员之间合作的主要纽带，对其成员的行为控制通常是依据传统、习惯和乡规民约（费孝通，2000）。社区是人们日常的活动空间，形塑着人们的行为和认知。

对于构成社区的基本要素，陆军（2019）结合国内外有关学者的看法，将其归纳如下：社区是以一定的社会关系为纽带组织起来的、具有一定数量的人口全群体；社区具有一个相对明确、相对稳定、相对独立的地域空间；社区具有共同的社会生活、行为规范和社区意识；社区具有各种社会活动与人际互动关系；生活在社区中的人们在心理上具有对社区的归属感和认同感；社区具有维护公共利益与秩序的公共服务设施与社区组织机构；社区具有一定的社区文化。社区环境设计、社区基础设施建设、社区管理与生态环境都会影响社区居民的健康生活。

近年来，有关学者研究发现社区环境在提高老年人健康方面扮演着重要角色（Li et al.，2015；Wang et al.，2018；靳永爱等，2017；颜秉秋、高晓路，2013）。社区环境还对老年人的心理健康起到良好的促进作用，长期处于嘈杂、缺乏健康服务的社区环境下的老年人在心理上更容易处于焦躁和抑郁状态（Spring，2018；Ochodo，2014）。

社区环境中的不同构成要素都可能对老年人的健康产生影响。前人的研究发现，基础设施、活动场所、医疗机构、管理水平、人员配置、地理位置等这些社区环境都能在不同程度上影响老年人的健康。

一、社区环境的不同类别对老年人健康的影响

社区是一个实体，是社会的缩影；社区以聚落作为自己的依托或物质载体；社区是人类活动的产物；社区具有多重功能；社区处于不断的变迁之中；社区是人们参与社会生活的基本场所；生活在社区中的每一个人都处于一种相互依赖的互动关系中。正是因为社区这个共同体是人们活动的一个场域，生活在该场域中的人们会潜移默化地受到社区环境的影响，这种影响不仅有物质层面，还有精神、情感层面。

本书的社区环境是指社区居民赖以存在和发展的外部条件，它作用于社区整个系统，并对社区系统起到反作用，它是对社区居民生活产生影响的外部客观存在。本书所使用的社区环境主要是指社区社会环境，根据前人的有关研究和 CHARLS 数据指标情况，从社区的基础设施、活动场所和医疗机构三个方面进行探讨。

社区环境中的基础设施为老年人提供了基本的生活保障，对健康具有重要影响。Ebenstein（2012）将健康的异质性主要归结于微观个体的自身禀赋差异，而这种差异实际上很大程度又受制于公共服务资源的分布状况，与之联系最为密切的是所在社区的各种资源分布和环境状况，如拥有自来水、清洁水源的家庭患癌症的风险明显低于其他家庭。卫宝龙、毛文琳（2019）选取下水道系统、自来水使用等作为社区环境中基础设施的衡量指标，研究发现村庄有下水道系统，中老年人的自评健康状况较好；有关部门对于村庄基础设施的财政投入越大，对健康配置资源的弹性越大，越能改善中老年健康状况。20 世纪 80 年代饮用水基础设施建设显著提升了成人的健康水平，饮用水的安全性和可及性是促进居民健康特别是老年人健康的重要指标（Zhang，2012）。王兵、聂欣（2016）指出，"改厕改水"工程是农村基础设施建设的重要内容，污水主要通过污染生活饮用水水源进而影响居民健康，实证结果显示家庭使用自来水或当地进行"改厕改水"工程可以显著减少上述负面影响。不仅是水质的改善，垃圾的分类处理、清洁能源的使用也对健康有着显著影响。卢洪友、祁毓（2013）指出社区提供改善的饮用水源、环卫设施和清洁能源是关键的环境干预措施，有利于减轻环境污染对生态系统的压力，增进健康。

社区环境为老年人提供了体育锻炼和休闲娱乐的活动场所，能够增进老年人之间的相互交流，对老年人健康的促进作用也不容忽视。郑晓冬、方向明（2017）主要考察社区环境中的社区体育设施建设情况，指出社区体育设施将直接影响老年人进行体育锻炼和参与社交活动的概率与频率，而进行适度的身体锻炼与社会活动对中老年人的身心健康状况均有改善作用。彭大松（2012）研究发现社区周边一公里范围内是否有运动设备、健身场馆、公园、绿地等显著地影响老年人的健康水平。王宏、崔东旭（2020）指出远离污染源是老年人健康生活最基本的保障，促进老年人健康水平的提升主要因素在于体育锻炼和休闲娱乐，有体育锻炼设施和老年活动中心的社区显著影响老年人健康行为的发生频率和健身效果，体育锻炼和体力活动有助于老年人控制体重，预防心脑血管疾病、糖尿病和癌症。通过健身场所、棋牌室等场域活动，有助于减少老年人因长期足不出户而引起的"社会隔离"和"社会孤岛"现象，更有助于他们在参与社会活动、老有所为的同时实现自我价值的提升，保持积极的心理健康状态（丁志宏，2012；张聪、慈勤英，2016）。国外学者也发现，社区环境的活动场所对老年人的心理健康作用更大，Liu et al.（2016）认为社区的文化娱乐环境可以显著降低老年人因身体健康状况下降而增加的抑郁程度。

社区环境中的医疗机构等为老年人看病拿药提供了方便，也能有效促进老年人的健康。孙健等（2020）研究发现农村地区医疗卫生条件对农村居民健康具有重要影响，加大社区医疗卫生资源的投入可以使传染性疾病的发病率降低近27（每十万人），医护人员的增多将农村居民死亡率显著降低0.002（每十万人）。吴晓瑜、李力行（2014）指出城镇化过程中对老年人最大的影响是，老年人可以获得更多先进的医疗资源和卫生基础设施，老年人的预期寿命增加，健康状况变好。卓日娜图娅（2017）研究发现社区配备的医疗卫生机构，能够满足居民基本的医疗卫生需求，这一医疗资源的可及性是促进居民健康的主要因素，它主要通过就医行为来满足居民的健康需求。

二、社区环境对老年人健康影响的差异

社区环境对老年人健康影响的差异主要体现在不同老年人分组的差异上，包括性别差异、年龄差异和城乡差异。谷志莲、柴彦威（2015）研究发现，由于女性老年人随着年龄的增长，体力活动空间逐渐收缩，其移动性出现衰退特征，对社区公共资源和社区环境的依赖性更强，而男性老年人的活动空间和出行方式具有较大的灵活性，社区环境对女性老年人健康的影响作用要显著大于男性。社区人行道的可用性、道路平坦、美好的风景和地形均有利于增加老年女性步行时间和体力活动量，对女性健康的促进效应明显高于男性（Lu et al.，2018）。社区休闲环境对老年健康均具有显著正向影响，但是社区交往环境与步行对不同年龄阶段老年人健康的影响存在显著差异，对低龄和中龄老年人影响不显著，但是对高龄老年人具有显著影响（郑振华、彭希哲，2019）。生活在城市社区的老年人获得的社区资源要比生活在农村的老年人更为丰富，经济实力雄厚的社区能够为老年人提供更好的服务设施和生活环境（沈茂英，2005；Moore et al.，2003），而经济水平较低的社区缺乏经济和社会资源，缺乏购物、医疗、交通以及娱乐和健康服务，对老年人获取物质造成不便，进而影响老年人生活的独立性，不利于老年人的健康（Pickett，2001；Roux et al.，2010）。

三、社区环境在社会支持影响老年人健康中的调节作用

社区环境所提供的特定的社会情境、家庭内部与社区间的关系，甚至是老年人从社区获取资源的能力，都决定了老年人不一样的生理健康状况、心理感知和社会适应性，这些因素对健康有潜移默化的影响。社区环境的这一特殊作用使得在研究影响健康的因素时，更容易将社区环境作为调节变量加以分析。

社区环境对健康不仅具有直接影响，还具有间接影响。林静等（2020）研究发现，社区环境对心理健康具有直接影响，完善的公共设施和轻松愉快的社区氛围能够有效缓解老年人的抑郁程度，社区环境还对身体健康具有间接影响，通过影响老年人的体育锻炼进而影响其身体健康。吴志建等（2019）发现支持性社区环境可通过改善老年人的行为方式，减轻其对卫生保健的巨大需求，让老年人保持更长时间的健康，推迟或避免残疾，从而降低家庭和社会的医疗成本；设施可达性较高、公共交通完善的社区，有利于老年人就近就地活动，其出行方式主要是步行和公交，有利于老年人进行体力活动，从而影响老年人的健康状况。社区环境中的娱乐设施不仅可以增加体力活动，还能提升公共空间的使用频率；设施可达性好有利于促进老年人进行体力活动，有助于缓解老年人随着年龄增长而减

少步行量的情况，进而促进老年人的健康（Canizares & Badley，2018；Van et al.，2018）。

彭大松（2018）认为社区"健康设施"和"医生资源"可显著地降低年龄对健康的负向影响。收入对健康具有显著正向影响，实际上，在一个健康公平的社会，收入不应成为决定健康的最主要因素。"健康设施丰富度"对收入影响健康存在负向调节作用，这说明通过丰富社区健康设施，可有效降低收入因素带来的"健康不平等"问题。郑晓冬、方向明（2018）认为社区体育设施在收入、教育、年龄和户籍对健康的影响中，均起到了一定的调节作用，社区体育基础设施更加有利于改善低收入、低教育、农村户籍和年龄较大的中老年人的抑郁程度。靳永爱等（2017）发现社区环境在居住安排对老年人抑郁倾向影响中起到调节作用。开展丰富文化活动（包括法律/政策宣传、婚姻家庭生活讲座/咨询、书法绘画展览、卫生健康教育活动和文艺体育活动和公益活动）的社区，三类老年人的抑郁倾向得分差异较小；而在文化活动少的社区，三类老年人的抑郁倾向得分差异更大，与子女居住的老年人抑郁倾向要显著低于其他两类老年人，独居老年人的状况最差。储雪玲、卫宝龙（2010）发现拥有冲水厕所的农民，其自评健康状况更好，但是医疗机构的距离未起显著作用，这可以解释为由于医疗价格的约束，人们对医疗服务的需求没有因为医疗机构的便捷程度增加而增加，从而未能改善其健康状况。收入越高的农民，其健康状况更好，社区环境在其中起到的调节作用更弱。

社区环境在社会支持对老年人自评健康的影响过程中，主要起到一种调节作用，在社区基础设施丰富、社区养老服务周到的社区，老年人的自评健康更高，自评健康受社会支持的影响更小；在社区基础设施不完善、社区养老服务不健全的社区，老年人的自评健康更低，其社会支持也更弱（Wong et al.，2017）。社区环境的完善，特别是社区绿化环境的建设不仅能够让老年人在各种社会活动中拥有愉悦的心情，还能为老年人进行体育锻炼时提供清新的空气，老年人处于较好的社区环境下可以弥补家庭支持和政府支持的不足，社区环境建设对老年人身心健康有着重要影响（Gao et al.，2015）。在社区环境较好的条件下，社区支持能够显著提升老年人的健康水平，无论是子女的经济支持还是社区服务都能改善老年人的健康行为和满意度，促进老年人的自评健康；社区环境较差的条件下，老年人的健康状况较差，社区服务和家庭照料的健康促进效应更为薄弱（Yu et al.，2019）。社区提供的娱乐场所（老年人活动中心等）不仅是老年人交流、健身的好去处，还是社区了解老年人、关爱老年人、解决老年人生活难题的重要平台，在社区为老年人提供服务的同时，必须加强社区基础设施建设和养老服务建设（孙健等，2020）。

社会支持包含了物质支持和情感支持，随着留守老年人、空巢老年人的增多，老年人对于情感支持的要求更为迫切，这就需要社会更加关注老年人，为老年人提供更多的公共服务，社区环境的建设有利于促进社会支持发挥更大的效用，让老年人享受更多的公共服务（Guo & Loo，2013）。城市社区建成环境的发展有利于弥补家庭养老的不足，让老年人步行活动的半径增大，走出家门、走进老年人群体，社区建成环境必须符合居民特别是老年人群体的需要，这有利于老年人通过融入社区环境中加强锻炼和交流，进而提升自身健康水平（Liu et al.，2019）。

第四节　研　究　述　评

第一，健康包括生理健康、心理健康两个方面。已有研究中关于健康的研究侧重于对自评健康或心理健康单方面的评价，将两者综合起来对健康进行全面测量的研究还较缺乏。纵观前人的研究，多数学者将着眼点放在经济收入、主观幸福感、生活满意度和健康的关系上，忽视了其他因素与健康的关系，比如：社会保障、社会支持、社会参与、社区环境等。本书利用健康的概念、内涵和有关衡量指标，考察老年人的健康问题，不仅考察老年人的生理健康，还考察老年人的心理健康；在生理健康的测评上，本书选取自评健康这一综合性主观指标，还将患有慢性疾病数量这一客观指标测量纳入考察范围，力求对健康的测量更加全面、科学。进一步地，本书将社会支持和社区环境等因素引入模型中，分析其对老年人健康的影响。

第二，学界对社会支持与老年人健康关系的研究较多，研究结果显示，无论是正式社会支持还是非正式社会支持都对老年人健康有着显著影响。但是，将正式社会支持的健康效应和非正式社会支持的健康效应放在模型中进行对比的研究不多，深入分析社会支持影响老年人健康的机制（即社会支持是通过何种途径影响老年人健康的）的研究也还很缺乏。这在一定程度上影响了研究问题的深度，也使得提出的政策建议缺乏一定的有效性，本书将在前人的基础上深入研究社会支持对健康的影响机制。

第三，在探讨社会支持对老年人健康的影响中，考虑老年群体的异质性的研究还不够。实际上，老年群体具有年龄差异、性别差异、城乡差异和经济差异，需要在实证检验和讨论中详细分析。只有深入发掘老年人内部的差异性才能有针对性地提出加强老年人社会支持、促进老年人身心健康的相关举措。

第四，国外关于老年人健康与社会支持的研究起步较早，为我国相关研究提供了借鉴与参考，但由于国情差异，我国老年人健康与社会支持的研究具有相对特殊性。我国现有关于老年人健康与社会支持的研究大多局限于某个区域（某个省份、城市或社区）、特定群体（空巢老年人、留守老年人、独居老年人、失能老年人等），受研究样本的限制，研究结论的代表性和可推广性有待商榷。本书使用全国老年人健康与养老的大型数据进行分析，以期对已有研究进行补充完善，希望得到更有代表性的研究结论和建议。

第五，关于社区环境与老年人健康关系的研究文献还不多，将社会支持和社区环境结合起来考查对健康影响的研究更加缺乏。社区环境对老年人健康有什么影响？影响效应有多大？社区环境的不同维度对老年人健康的影响存在何种差异？社区环境对老年人健康的影响主要是直接效应还是间接效应？在社会支持影响老年健康的过程中纳入社区环境加以考量后，三者有何内在联系？在社会支持影响健康的过程中社区环境发挥什么样的作用？这些问题都值得进一步探究。

第二章 概念界定、理论基础与分析框架

为厘清研究的思路和内容，本章对本书所研究的核心概念进行界定，梳理与本书相关的理论，构建本书的分析框架。本书涉及的核心概念包括老年人与老年人健康、社会支持、社区环境，涉及的理论基础有社会支持理论、健康需求理论、社会生态系统理论等。

第一节 概 念 界 定

一、老年人

关于老年人的定义，不同的生活环境与文化背景赋予了老年人不同的内涵，不同的学科角度对老年人的定义也不一致。从生物学的角度来看，老年一般是指人生命周期的最后一个阶段。从家庭社会学的角度来看，只要个体从社会职场上退休、在家庭里做了祖父母，就可以看作其步入了老年阶段。

学界对老年人的界定主要以年龄作为重要衡量指标，根据世界卫生组织和部分西方发达国家对老年人口的界定，65 周岁以上的人群才可以被称为"老年人"。1982 年在维也纳举办的"老龄问题世界大会"，鉴于人口老龄化在全球的日益加剧，提出将老年人口的划分标准由原来的 65 周岁调整为 60 周岁。在研究老年人问题时，有学者指出应该从时间年龄、生理年龄、心理年龄和社会年龄来对老年人加以界定。张娜（2015）指出老年人的时间年龄是从出生之日算起的年龄，这也是国际上通行的老年人标准；生理年龄是个体的细胞、组织、器官在生理功能上反映的年龄，生理年龄与时间年龄有一定的同步性；心理年龄是根据个体心理状态、人生体验来确定的年龄，与生理年龄和时间年龄不一定同步；社会

年龄是根据一个人在社会交往中的作用和地位而确定的年龄。

本书对老年人的界定采用学界常用做法，认为生理年龄达到 60 岁的个体即为老年人。利用 CHARLS 数据进行分析，选取 60 岁以上的老年人为研究对象，并进一步地将 60 岁以上的老年人划分为三个年龄段：60~65 岁、65~80 岁、80 岁以上。将 60~65 岁的群体定义为低龄老年人，65~80 岁的老年人定义为中龄老年人；80 岁以上的定义为高龄老年人。

二、老年人健康

关于健康的概念，世界卫生组织（1947）专门给健康下了定义：健康不仅仅是没有疾病和痛苦，而且包括在身体、心理和社会各方面的完好状态。由此可知健康包括很多方面，不仅仅是身体或生理的健康，还包括心理的健康等重要方面。

生理健康主要是指人体生理功能上健康状态的总和，老年人生理健康主要表现为身体没有重大疾病，生活能够自理，身体的新陈代谢正常等。有关学者主要通过自评健康和慢性病种类数来衡量生理健康。英格里士（1967）指出，心理健康是一种持续的心理状况，当事者在那种情况下能作良好适应，具有生命的活力，并能充分发展其身心的潜能，这乃是一种积极的情况，不仅仅是免于心理疾病而已。《心理百科全书》对心理健康的定义是："心理健康又称心理卫生，它有两方面的含义，第一个方面是心理健康状态，个体处于这种状态时，不仅自我情况良好，而且与社会契合和谐；第二个方面是维持心理健康、减少行为问题和精神疾病的原则和措施。" 心理健康是身体健康的精神支柱，身体健康又是心理健康的物质基础。良好的情绪状态可以使生理功能处于最佳状态，反之则会降低或破坏某种功能而引发疾病。身体状况的改变可能带来相应的心理问题，生理上的缺陷、疾病，特别是痼疾，往往会使人产生烦恼、焦躁、忧虑、抑郁等不良情绪，导致各种不正常的心理状态。

基于上述讨论，本书对老年人健康的定义为：老年人健康不仅仅指老年人在身体各项机能方面表现良好，还包括老年人具有积极的心理状态和社会适应状况。本书主要从生理健康和心理健康两个方面对老年人健康进行考察，主要通过自评健康、慢性病数量这两个指标来衡量生理健康；通过抑郁程度和认知程度来衡量心理健康。

三、社会支持

(一) 社会支持的定义

社会支持的定义有多种类型，社会支持既包括客观性要素，也包含主观性要素。Gottlied (1981) 指出社会支持是一个复合维度的概念，它既包括环境因素又包括个体内在的认知因素，它不仅涉及家庭内外的供养与维持，也涉及各种正式和非正式的支持和帮助，它能反映出个人、他人以及环境之间的相互关系；它不仅仅是一种单向的关怀与帮助，它在多种情形下是一种社会交换，是人与人之间的一种社会互动关系。Gottlied 主要将社会支持看作一个资源综合体，能够给个体提供物质、情感、精神等方面的支持，让个体在社会互动中感受到关怀和帮助。House (1981) 认为社会支持是人与人之间的相互作用，包括情感上的关心、工具性援助，以及信息互通和有关自身环境的自我评价；情感支持涵盖表达爱意、尊敬和敬慕；认可支持包括表达同意和认可；工具性支持则包括提供金钱、时间和体力上的帮助。因此，社会支持主要是指个体在所处的社会网络中所获得的物质、精神等方面的帮助和尊重。

关于老年人的社会支持，有学者尝试通过社交活动、邻里关系、经济支持、情感支持、劳动供给、照料孙辈、子女探望等方面来构建老年人的社会支持系统 (张邦辉、陈乙酉，2017；郑晓冬、方向明，2017；张邦辉、李为，2018)。韦璞 (2018) 认为老年人的社会支持主要分为经济支持 (借钱借物、赠予财物)、劳动力支持 (家务支持、搬重物支持、购物支持)、精神支持 (谈心解闷、解决矛盾、商量家庭大事)、养老支持 (生活照料、养老依靠)。李建新 (2007) 将实质性社会支持分为经济来源支持和日常照料，其中，经济支持操作化为生活来源靠自己、靠子女或配偶和靠其他；日常照料变量操作化为由配偶照料，由子女及孙辈照料，由其他包括邻里、保姆或社会服务等照料。王玲凤、施跃健 (2008) 将老年人社会支持分为支持内容和支持对象：支持内容包括情感支持和实际支持，支持对象包括配偶支持、子女支持、亲戚朋友支持和团体支持。

（二）社会支持的分类

学界普遍将社会支持分为正式社会支持与非正式社会支持（杨绪松等，2006；杜旻，2017）。正式社会支持来源于各级政府、各类社会组织、机构、企业、社区等正式组织，如社会养老保险等；非正式社会支持主要来自家庭成员（配偶、子女和其他亲属）、邻居、朋友等（徐勤，1995）。张瑞玲（2016）将社会支持维度分为家庭支持和政府支持；家庭支持主要包括家庭经济支持、生活支持和情感支持，分别用是否从子女那里获得经济支持、能否获得子女日常生活照料以及与子女的关系等变量测量；政府支持主要包括是否领有国家发放的养老金、是否享有社会医疗保险以及对政府为自己提供服务的期望。伍海霞和贾云竹（2017）认为正式的社会支持包括老年人的社会养老保障状况，划分为有无养老保障、城镇职工基本养老保险、机关事业单位离退休待遇、城镇居民养老保险及其他、农村社会养老保险五类；非正式社会支持则包括家庭内和家庭外的支持两类，家庭内的支持主要以子女是否提供养老支持来测量，包括子女是否给予经济资助、生活照料和情感支持；家庭外则主要以丧偶老年人与邻里之间的关系亲疏来测度，划分为与邻居基本不认识、有来往且碰到会打招呼、很熟悉且经常一起活动（锻炼）、关系密切且有事情时互相帮助四类。

基于上述讨论，本书将社会支持界定为：老年人在社会网络中获取的各种支持和帮助，既包括来自家庭的各种支持，还包括来自政府和社会的各种支持。本书采用学界对社会支持常见的分类方法，将社会支持分为正式社会支持和非正式社会支持两类，考察其对老年人健康的影响。正式社会支持主要包括社会保险、社会救助等，较为常见的正式社会支持是社会保险，主要用医疗保险和养老保险来衡量。非正式社会支持主要包括家庭代际关系提供的资源，本书用子女数量、兄弟姐妹数量、子女经济支持和父母经济支持这几个指标来衡量。

四、社区环境

（一）社区环境的定义

娄成武、孙萍（2006）认为，社区环境是指社区赖以存在和发展的外部条件的总和，也就是各种直接或间接地作用和影响社区本身的外部客观因素的总和。这些因素或是物质的、有形的；或是精神的、无形的等。由此可知，凡是作用于社区整个系统，并为社区系统反作用所影响的条件和因素，都属于社区环境范畴。由于社区地理位置、文化传统、经济发展水平等差异，社区环境也是多种多样。总的来说，社区环境是社区主体赖以生存和发展的自然条件、社会条件、人文条件和经济条件的总和。

社区环境的构成要素既包括空间要素、生态要素，还包括人文要素和管理要素。社区环境的空间要素主要表现在客观要素和主观要素两个方面，客观要素是指社区所处的地理空间环境，如社区是否依山傍水、交通是否便利、子女求学是否容易等条件；主观要素是指社区自身建设方面，如社区整体建筑风格、社区的休闲娱乐空间的大小、马路的宽窄、卫星接收范围、网速的快慢以及停车位的空间大小等。社区环境的生态要素主要包括空气质量、气候条件、日照时间、绿地范围和饮用水质。社区环境的人文要素包括两个方面：一是社区居民的整体文化层次，二是社区经常性的文化娱乐活动。社区环境的管理要素既包含了诸如卫生、交通、电力、居民的人身和财产方面的安全管理等社区物业管理，也包括了社区的管理机制、管理模式以及管理人员的素质等方面。社区环境具体还可以分为社区社会环境和社区自然环境，社区社会环境包括：（1）经济环境，（2）政治法律环境，（3）精神文化环境，（4）人口、民族、历史传统等环境。社区自然环境指社区所处的自然生态环境。

基于上述讨论，本书将社区环境定义为：社区居民赖以存在和发展的外部条件，它作用于社区整个系统，是对社区居民生活产生影响的外部客观存在。

（二）社区环境研究指标的选取

社区环境是一个系统，本书根据研究对象和社区特征选取主要指标来分析其对老年人健康的作用。关于社区环境的指标选取，黄炜虹等（2016）将社区环境要素归纳为：环境基础设施、社区邻里影响、环境公共服务、环境政策执行四个具体维度。靳永爱等（2017）将社区环境要素归纳为四类：社区中低保家庭占比、社区老年活动设施数量、社区公共服务设施数量和社区开展文化活动数量；在选取相应的指标时，社区老年设施主要包括托/养老院/所、老年活动场所、健身设施、村公告栏、宗教场所和文化图书室这六个指标；社区公共服务涉及扶老助残、为老年人安装呼叫装置、心理辅导、困难户救助、小饭桌送餐、儿童临时看护、家政服务七项；社区文化活动包括法律/政策宣传、婚姻家庭生活讲座/咨询、书法绘画展览、卫生健康教育活动、文艺体育活动和公益活动六项。张聪、慈勤英（2016）从社区基础设施和社区便利程度两个维度考察社区环境，主要选取社区是否具有住宅电梯、无障碍通道、棋牌活动室、露天健身器材；社区有无超市、农贸市场、银行、邮局和老年保健中心这九个指标进行衡量。李健、荣幸（2019）认为社区环境主要体现在社区公共设施数量与公共服务质量两个维度，前者是指社区图书室、健身场所、医务室等公共设施数量，后者则主要指社区卫生、消防、教育、养老、卫生等公共服务水平。徐延辉、刘彦（2020）将社区环境分为社区硬件资源和社区软件资源两个维度，社区硬件资源主要包括是否安装自来水、是否有天然气、是否有体育活动场地、是否有水果店和生鲜超市；社区软件资源主要指情感上的资源，主要用"我周围的邻居之间彼此关心""在我需要的时候邻居愿意帮助我""我居住的地方很安全"这几个问题来测量。

根据有关学者对社区环境的指标选取可知，社区环境的构成主要包括社区提供的基础设施和活动场地等硬件资源，还包括社区所提供的公共服务等软件资源，具体指标的选取可能会因为研究问题和分析数据的不同而稍有差别。本书利用 CHARLS 数据进行实证分析，根据该数据所设置的 2011 年社区问卷，将社区环境分为基础设施、活动场所和医疗机构，其中：基础设施包含道路、供暖、下水道系统、垃圾处理系统、公共厕所和改水改厕工程；活动场所包含公共设施和社区设施，包含老年活动中心、养老机构（养老院、敬老院、老年保健服务中心）、学校（幼儿园、小学、初中、高中）、邮局、派出所/警务室、银行、电影院/剧院、购物中心（便利店、农贸市场、超市）、运动场所（篮球场、游泳池、露天健身器材、乒乓球桌、棋牌活动室、乒乓球室）、协会组织（书画协会、舞蹈队或其他、锻炼队、协助老弱病残组织、就业服务中心）等；医疗机构主要包括医院、社区卫生服务中心/社区卫生服务站/乡镇卫生院/村诊和药店等。

第二节　理 论 基 础

老年人的健康状况是社会保障的重要问题。社会保障制度在设立之初就强调其主要目标是"保障全社会成员基本生存与生活需要，特别是保障公民在年老、疾病、伤残、失业、生育、死亡、遭遇灾害、面临生活困难时的特殊需要"（赵曼，2014）。老年人退出劳动力市场后，随着身体的衰老，在生活中需要经济支持，在看病就医上需要医疗保障，在日常生活中需要精神慰藉，这都离不开社会保障制度的支持（郑秉文、和春雷，2001）。

社会保障制度的不断发展促进了社会保障体系的完善。在现代国家，社会保障体系以社会安全网络的形式出现，起到安定社会生活的作用。社会保障体系包括以下几个方面：（1）社会保险制度：指由国家依法建立的，使劳动者在年老、患病、伤残、生育和失业时，能够从社会获得物质帮助的制度。（2）社会福利制度：广义上与社会保障同义，狭义上指由国家或社会在法律和政策范围内向全体公民普遍地提供资金帮助和优化服务的社会性制度。（3）社会救济制度：指国家通过国民收入的再分配对因自然灾害或其他经济、社会原因而无法维持最低生活水平的社会成员给予救助，以保障其最低生活水平的制度。（4）社会优抚制度：指国家依据法定形式和政府行为，对有特殊贡献的军人及其眷属实行的具有褒扬和优待赈恤性质的社会保障制度。随着经济的发展和社会的进步，我国的社会保障体系不断完善[①]。党的十九大报告提出，按照"兜底线、织密网、建机制"的要求，全面建成覆盖全民、城乡统筹、权责清晰、保障适度、可持续的多层次社会保障体系。社会保障体系与居民的生活息息相关，它涉及就业、生育、养老、医疗等各方面[②]。对于老年人而言，养老保险、医疗保险是保障老年人基本生活需要的重要制度，对老年人的健康产生重要影响。

---

① 人民网．全面建成多层次社会保障体系［R/OL］．（2018-01-09）［2024-07-10］．http：//opinion. people. com. cn/n1/2018/0109/c1003-29752604. html.

② 新华网．习近平提出，提高保障和改善民生水平，加强和创新社会治理［R/OL］．（2017-10-18）［2024-07-10］．http：//www. xinhuanet. com//politics/2017-10-18/c _ 1121820849. htm.

社会保障的相关理论主要包括社会市场经济理论、新自由主义、费边社会主义、集体主义、福利经济思想、凯恩斯主义等。本书所研究的社会支持，与社会保障理论紧密相关，对老年人提供的经济支持、医疗保障支持体现了国家对居民福利的干预。但是社会支持不同于社会保障之处主要在于社会保障通常讨论的是正式的社会支持，而除了正式社会支持外，还有非正式的社会支持。本书的研究需要以社会支持为理论基础，考察正式和非正式的社会支持，因此，有必要单独专门阐述社会支持的理论基础。

一、社会支持理论

（一）社会支持理论的内涵

社会支持理论是 20 世纪 70 年代出现的广泛运用于心理学、社会学、精神病学等学术领域的一个重要理论。Cobb 等（1976）提出，社会支持是指个体所感受到的来自其所在的社会网络成员的关心、尊重和重视的一种行为或信息；它能引起个体相信自己是被别人关心、被人尊重的信息或让个体认为自己的确是生活在一个互相帮助的社交网络。最初，学者们主要将社会支持看作社会集合或社会网络，能够给个体提供情感上、物质上的帮助。此后，社会支持作为科学研究对象，国内外研究学者都从各自的理论视角和研究目的出发来阐述其内涵和分类。

第一种研究思路是"两分法"，即基于社会支持体系中主体性质的不同，将各项支持划分为正式社会支持和非正式社会支持，正式社会支持主要指的是政府、社区、社会组织等提供的相对标准化的各项支持物质及服务，非正式社会支持主要指家庭成员提供的非标准化、形态各异的各类支持。正式社会支持和非正式社会支持的区别在于：正式社会支持网络的资源供给主体包括政府机关、地域性组织（社区居委会、村委会）以及专业组织（职业联合会、合作社等），正式社会支持具有较强的制度性、契约性和稳定性；非正式社会支持则是基于地缘、血缘、亲缘关系所建立的社会支持网络，其资源供给主体主要包括家人、亲朋好友、邻里等，具有较强的"情感化"色彩和"差序格局"特征。正式社会支持系统内容主要包括社会保障、社会救助等；非正式社会支持内容主要包括社交活动、邻里关系、经济支持、情感支持、劳动供给、照料孙辈、子女探望等方面。

正式社会支持和非正式社会支持的本质区别在于是否有政府（等正式组织）的直接性干预行为（曾毅等，2018）。中国社会长期以来受到传统孝文化的深入影响，老年人主要依赖家庭养老，其获得的社会支持以家庭内的非正式社会支持为主，正式社会支持则相对薄弱。但在现代社会中，虽然家庭的非正式社会支持的作用依然重要，但过多的非正式社会支持给子女（尤其是越来越多的独生子女）带来了巨大的压力，难以适应核心化的家庭结构。因此，东波、颜宪源（2008）提出要强化老年人的非正式社会支持，同时构建老年人的正式社会支持。

第二种研究思路同样从社会支持体系的主体出发，但论述更加细致，指出要"通过明确若干主体的责任定位构建老年人的社会支持体系"。李松柏（2002）提出了老年人社会支持体系中的三大主体：政府、社区、社会组织及团体。高灵芝（2003）在此基础上强调了要重视老年人所获的社会支持体系中非营利组织的作用。行红芳（2006）则提出家庭也应该是社会支持体系的主体之一。方曙光（2013）从弱势群体角度出发，认为一个完整的弱势群体社会支持体系应包括政府、社会组织、社区、社会工作者、志愿者、弱势群体互助小组及个体自身。肖水源（1987）从三个方面来划分社会支持：一是客观支持，二是主观支持，三是个体对支持的利用程度。

在大多数学者的观点中，社会支持包括各种正式的和非正式的社会支持，二者的区别在于：正式社会支持的资源供给主体包括政府机关、地域性组织（社区居委会、村委会）以及专业组织（职业联合会、合作社等），正式社会支持具有较强的制度化、契约性和稳定性特征；而非正式社会支持则是基于地缘、血缘、亲缘关系所建立的社会支持网络，其资源供给主体主要包括家人、亲朋好友、邻里等，具有较强的"情感化"色彩和"差序格局"的特征。

本书中社会支持的主体为政府等正式机构部门和家庭成员，它们构成了老年人的社会支持网。社会支持的客体即指社会支持的受者，本书中社会支持的客体为老年人。关于客体包含的人群，学界有不同的观点：一类观点认为社会支持的客体是有选择性的，主要指社会弱势或者脆弱群体；另一类观点认为，社会支持是一种有普遍性的社会行为，日常生活世界里的每个个体都可能是社会支持的客体。在本研究中，老年人因为年龄的增长，生理功能逐渐退化，大部分老年人已经退出劳动就业市场由子女赡养，老年人的经济来源于政府部门提供的养老金和子女的经济支持，从这个意义上来说，本书的老年人是社会弱势群体，需要引起社会和家庭的关注。

（二）社会支持的健康促进效应

对于老年人健康，社会支持起到了不可忽视的作用。养老金增加了老年人的收入，改善了老年人的生活条件，对老年人的生理健康和心理健康具有显著的促进作用（Fan & Liu，2012；程令国等，2013；伍海霞、贾云竹，2017；靳卫东等，2018）。医疗保险对老年人健康也具有重要影响，有助于提高老年人的健康水平（Card et al.，2008；Decker & Remler，2004；李云蕾，2018；张鹏飞，2020）。社会支持中的工具性支持（如金钱、生病照料等）、情感性支持（如倾听、抚慰等）不但能够让老年人获取健康信息和资源，还能使其养成良好的健康保健行为，缓解生活中的压力，从而促进老年人健康。对于中国农村老年人而言，亲属是最重要的支持者，儿子提供的支持类型最多，女儿提供较多的生病支持及部分情感支持，配偶提供的是情感支持和外出陪伴；朋友是社交支持的主要提供者；邻居提供细微的实际支持和社交支持，这些社会支持有利于提升老年人生活质量，促进农村老年人健康（贺寨平，2006）。社会支持对健康，特别是老年人心理健康，有显著的正向影响（Harandi，2017；顾芮萌，2019）。

社会支持影响老年人健康，主要是通过影响老年人的生活满意度和健康行为等，进而影响老年人的健康水平。满意度被视为衡量个人全面发展和社会功能健全的重要指标，是对个体的一种主观评价。社会支持中的养老保险、医疗保险显著影响了老年人的满意度和健康行为。正式社会支持如"新农保""新农合"等对子女提供的经济支持、医疗供给具有一定的替代性，能够为农村老年人带来经济和医疗福利，促进农村老年人的健康（裴劲松、矫萌，2020）。是否享有养老金、养老金类型和养老金水平都对城乡老年人的生活满意度存在显著影响（韩艳，2020）。社会支持为老年人提供的养老保险、医疗保险增加老年人的经济收入和医疗服务获得，提升老年人的满意度进而提升老年人的幸福感。正式社会支持对老年人健康的影响很可能是通过健康行为的培养，从而促进老年人的健康。养老保险会改善老年人的健康行为，新农保养老金显著降低了农村老年人的吸烟概率，领取了新农保的老年人每日吸烟数量呈现下降趋势；新农保养老金还降低了老年人饮酒的频率，进而提高了老年人的健康水平（钱文荣、李梦华，2020）。由此可知，正式社会支持通过提升老年人的满意度、改善老年人的健康行为进而促进老年人的健康，满意度和健康行为可以被看成正式社会支持影响老年人健康的中介变量。

非正式社会支持是老年人社会支持的重要组成部分，和正式社会支持一样，也主要是通过满意度、健康行为来影响老年人的健康。非正式社会支持如子女照料、子女数量、经济支持等是影响老年人照料满意度的重要因素，家庭提供的非正式社会支持通过照料满意度将显著影响老年人的心理状况（陈宁、石人炳，2020）。子女的经济支持和生活照护能够显著提升老年人的生活满意度，对老年人的身心健康产生显著影响（殷俊、游姣，2020）。家庭的经济支持、日常照料和情感慰藉对老年人的生理健康和心理健康起到了显著的正向影响，特别是对老年人的心理健康有着显著的促进作用（罗会强等，2017）。子女照料可以通过增加老年人参加社会活动和进行身体锻炼的机会以及提高对子女的满意度来改善其精神健康（刘昊、李强，2020）。家庭照料显著提升了老年人生活满意度，家庭照料通过降低孤独感显著提升了老年人生活满意度，对于老年人的身心健康也起到了促进作用（郑超、才学韬，2020）。由此可知，满意度和健康行为是非正式社会支持影响老年人健康的中介变量，非正式社会支持通过提升老年人的满意度、改善老年人的健康行为进而提升老年人的健康水平。

通过以上分析可以看出，社会支持是从社会网络中产生的对个体具有帮助的资源。对于老年人而言，社会支持是促进健康的重要资源。在正式社会支持中，养老保险、医疗保险等能显著提高老年人经济收入和医疗服务利用水平，通过提升老年人的幸福感，改善老年人抽烟、喝酒等不健康行为，进一步提升老年人的健康水平。非正式社会支持中，子女数量、经济支持等能够降低老年人的孤寂感，提升老年人的生活满意度，增加老年人参加社会活动和进行身体锻炼的机会，进而提升老年人的健康水平。满意度和健康行为在社会支持影响老年人健康的过程中起着重要的中介作用。

二、社会生态系统理论

（一）社会生态系统理论的内涵

社会生态系统理论对于探讨社会支持、社区环境和健康的关系具有重要的指导意义。社会生态系统理论认为：人的行为是个体内在因素与外在环境相互作用的结果，在人与环境的交互作用的过程中，人与社会环境的交互作用扮演着重要的角色。社会生态系统理论由美国心理学家布朗芬布伦纳（1977）提出，他认为个人的行为不仅受社会环境中的生活事件的直接影响，还受到发生在更大范围的社区、国家、世界中的事件的间接影响；布朗芬布伦纳将社会生态系统模型分为两个部分（个人内部因素和外部因素），即人与环境关系两个层面。

社会生态系统理论将人们所生存的社会环境（如家庭、组织、社区等）看作是一种社会的生态系统，强调生态环境对于分析和理解个人行为的重要性，注重人与环境各系统的相互作用及其对个人行为的影响（Underwood et al.，2012）。社会生态系统理论可以解释多个层次的社会环境因素如何影响个体的健康水平，在疾病筛查、慢性病管理、传染病防治等健康相关领域成功得到应用（Campbell，2014）。社会生态系统理论将行为决定因素分为五个层次：由内向外依次是个体内在层面、人际关系层面、组织水平层面、社区层面和政策层面。社会生态系统五个层面对于研究个体来说，是由近及远、由内而外的，个体层面是最接近个体影响的层面，而政策层面是最远端、最宏观的影响层面（鲍勇，2010）。

若将社区整体看作一个社会生态系统，其中个体健康层面是框架的中心，个体与各层面的因素发生互动，使得个体的知识、信念、行为受系统其他层次的影响；人际关系层面是指个体和其他个体的关系，如家庭关系、朋友关系等社会支持；组织层面可以理解为个体为提高健康水平与不同群体之间产生的关系，如保健组织、健康保险组织等；社区层面包括社区的软硬件设施、社区安全、社区组织活动等因素，它关注群体和组织间的关系，如健康文化活动中心、老年保健服务中心等；政策水平是指政府通过立法等方式影响社会的健康文化、行为规范等（如图 2-1）。

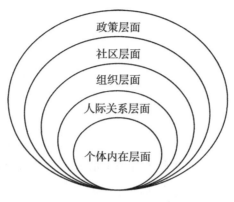

图 2-1　社会生态系统结构图

(二) 健康生态学模型

预防医学领域的相关学者在社会生态系统理论的指导下还发展了健康生态学模型，它强调个人的健康产出并不仅仅受到个人特征的影响，更大程度上受到外部环境的制约。该模型指出健康产出主要受到四个因素的影响：环境因素、行为生活方式、医疗卫生服务、生物遗传因素。

环境因素：主要指社会经济环境和物质环境。社会经济环境包括个人收入和社会地位、文化背景和社会支持网络、教育、就业和工作条件。个人收入反映了个体的社会经济地位，与收入紧密相关的是职业和教育。拥有控制工作条件和较少担心失去工作导致紧张的人们，会有更健康的身体，而失业会对个体身心造成一定的负面影响。受教育程度可能通过知识对生产力的影响、对健康服务更合理的使用、更健康的生活方式以及社会的凝聚力等影响健康。文化背景深刻影响一个人的行为方式，它主要包括信仰、价值观、行为规范、历史传统、风俗习惯、生活方式、地方语言和特定表象。文化背景会影响个体的生活方式、求医行为进而影响健康产出。社会支持网络是指个人在其社会活动中所结成的社会关系，如亲戚网、邻居网、校友网，以及父母的朋友和同事网络（任义科等，2013）。社会支持网络和社会资本丰富的个体容易获得更多的健康信息和医疗卫生资源，这对个体健康行为的养成和预防保健起到重要的作用。物质环境包括生物因素、物理因素、化学因素和社区建成因素（住房场所的安全、社区道路的设计、绿化等）。

行为生活方式：行为是指个体或群体对环境刺激作出的反应，有先天性的定型行为和后天习得的各种行为；生活方式是指人们在日常生活中所遵循的各种习惯，如饮食习惯、起居习惯、日常生活安排、娱乐方式和参与社会活动等。行为生活方式与健康有着紧密的联系，健康的行为生活方式不仅有利于预防各种疾病，而且有利于提高健康水平和生活质量（杨延忠、施卫星，2002）。吸烟、过量饮酒、缺乏运动、不合理膳食等行为生活方式会造成肥胖、高血压、高血脂、恶性肿瘤等疾病，而这些行为生活习惯是可以改变的。

医疗卫生服务因素：主要包括拥有维持和促进健康、预防疾病和损伤、治疗和康复等服务健全的卫生机构、完备和质量保证的服务网络、一定的经济投入、公平合理的卫生资源配置。医疗卫生服务的利用可以直接反映卫生系统为人群健康提供卫生服务的数量和工作效率；间接反映卫生系统通过卫生服务对居民健康状况的影响（赵广川等，2016）。

生物遗传因素：由于生殖细胞或受精卵里的遗传物质发生了改变，从而使发育成的个体患遗传性疾病，比如佝偻病、白化病、唇腭裂等疾病，就是因为生物遗传基因导致的（刘萍、鲍玉西，2010）。

健康生态学模型强调个体健康是环境因素、行为生活方式、医疗卫生服务、生物遗传因素综合作用的结果，这些因素相互依赖和相互制约，以多层面的交互作用来影响个体健康。该模型的结构和生态系统模型类似，同样可以分为五层：第一层是核心层，是先天的个体特质，如年龄、性别、种族和其他生物学因素以及一些疾病易感基因等；第二层在核心层之外，是个体的行为特点；第三层是社会、家庭和社区的人际网络；第四层是生活、工作的条件，包括社会心理、是否有工作以及职业、社会经济地位、自然和人造环境、公共卫生服务、医疗保健服务等。第五层是在全球、国家和地方各级水平上的社会、经济、卫生、环境条件和政治因素等。

（三）社会生态系统理论在老年人健康研究中的应用

社会生态系统理论和健康生态模型可以应用于老年人健康研究中。老年人所

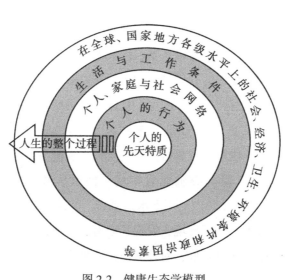

图 2-2　健康生态学模型

生活的场域可以看作是一个社会生态系统，这个场域中的家庭、组织、社会等因素对老年人健康产生深远影响。研究者经常将老年人生活的社区环境看作一个社会生态系统来分析老年人健康问题，老年人健康层面就是框架的中心，老年人与各层面的因素发生互动，使得老年人的行为受系统其他层次的影响；人际关系层面是指老年人和其他成员的关系，如家庭关系、朋友关系等社会支持；组织层面可以理解为老年人为提高健康水平与不同群体之间产生的关系，如保健组织等；社区环境层面包括软硬件设施、社区安全、社区组织活动等因素，它关注群体和组织间的关系，如健康文化活动中心、老年保健服务中心等；政策水平是指政府通过立法等方式影响社会的健康文化、行为规范等。社区硬件设施中的基础设施，如道路系统、供暖系统、下水道系统等深刻影响社区居民生活；社区硬件设施中的公共设施，如老年活动中心、文化广场等为社区居民相互交流、休闲娱乐提供了平台，对社区居民愉悦身心起到重要的促进作用；社区硬件设施中的卫生服务中心，为社区居民看病就医提供了便利，社区居民患小病可以在社区内解决，为其卫生保健起到了重要保障；社区软件设施中的公共服务，如助洁、助衣、助餐服务能够满足社区居民基本需要，特别是有助于老年人度过幸福晚年。

　　社会生态系统理论指出，个体会受到各个层次生态系统因素的影响，对于老年人而言，社区环境作为社会生态系统中的重要层面，对老年人健康具有显著的直接作用和调节作用。社区环境对老年人健康的直接作用主要表现在改善老年人的健康行为、提升老年人自评健康水平、缓解老年人抑郁状况、促进老年人的心理健康等方面。社区环境中的基础设施和活动场地对老年人健康行为具有重要影响，人行道的可用性、道路的平坦程度、社区环境的绿化程度均显著影响老年人的步行时间和体力活动量（Lu et al.，2018）。远离污染源的社区环境是健康生活的物质保障，社区环境影响健康行为的发生频率和健身效果，体育锻炼和体力活动有助于控制体重，预防心脑血管疾病、糖尿病和癌症（王宏、崔东旭，2020）。卫宝龙、毛文琳（2019）用下水道系统、自来水引用和社区与医疗机构的距离这三个指标来衡量社区环境，发现社区有下水道系统、与医疗机构距离越近，老年人的自评健康状况越好；对社区医疗基础设施的财政投入越大，对健康配置资源的弹性越大，农村老人健康状况改善幅度就越大。社区环境对老年人健康的调节作用表现为社区环境通过影响老年人的体育锻炼进而影响其身体健康（林静等，2020）。靳永爱等（2017）发现社区环境在居住安排对老年人抑郁倾向影响中起到调节作用，对于独居老人而言，居住的舒适度和安全感能够缓解独居老人的抑郁症状。吴晓瑜、李力行（2014）指出社区环境中的公共服务是衡量社区环境质量的重要指标之一，生活在公共服务较好的社区老年人可以获得更多的医疗资源，能够调节其他因素对老年人健康的影响，当老年人接受的社会支持不足时，好的社区环境能提高老年人的健康水平。

三、健康需求理论

（一）健康需求理论的内涵

健康需求理论由 Grossman（1972）在其发表的著名论文"On the Concept of Health Capital and Demand for Health"中提出，成为研究健康问题的卫生经济学理论。他认为消费者购买医疗服务时所需要的并不是医疗服务本身，而是"健康"，消费者对医疗服务的需求其实是一种引致需求。他利用贝克尔所提出的人力资本概念，将个人健康视为随着年龄增长而折旧的资本存量，初始存量的质量一部分是先天的，另一部分则是后天的；并将健康视为能提高消费和满足程度的资本存量。这一理论指出，至少在一定年龄之后，年龄的增加意味着健康资本折旧率的提高，使得消费者必须增加投资来补足健康资本存量的不足（王小万、刘丽杭，2006）。因此，消费者对医疗服务的需求会随着健康资本折旧率（年龄）的提高而增加。Grossman 也强调健康资本与其他人力资本的差异，即其他人力资本会影响市场或非市场活动的生产力，健康人力资本则会影响赚取收入或生产消费品的总时间（赵忠，2005）。也就是说，其他人力资本（如学校教育或在职教育）的投资回报是增加工资，而健康人力资本投资的回报是延长生命时间或增加健康时间。

（二）健康需求模型

Grossman（1972）在健康需求理论基础上提出了健康需求模型。他认为健康的价值是其内在价值与人力资本价值的总和，健康资本是人力资本的组成部分，也是人类生产力的具体体现。对人力资本总投资可以分为获取和维护成本，一个人如果要维持或提高健康存量就必须投资生产健康的相关要素，如医疗服务。该模型的特色是个人可以选择生命的期限（长度），而对健康资本的投资就是通过家庭生产函数来进行的。消费者生产健康资本（投资）所使用的生产要素包括时间和从市场购买的物品，如医疗服务与食品等（赵忠、侯振刚，2005）。此外，上述健康生产函数也受到特定环境变量的影响，其中最重要的因素就是消费者的教育程度，这些变量可视为一种无形的生产技术，会影响到健康生产过程的效率。

Grossman 分析了性别、年龄、受教育程度和工资率等因素对健康和健康投资的影响，健康生产模型的一般函数表达式为：

$$H = f(M,\ LS,\ E,\ T,\ S)$$

其中，H 代表健康，M 表示医疗保健服务，LS 表示生活方式，E 表示教育水平，T 表示时间，S 表示其他因素。根据 Grossman 的健康生产模型，我们可以发现影响健康的因素主要有年龄、工资、医疗服务价格和教育。

年龄：Grossman 假设健康资本的折旧率与年龄之间为正相关，但年龄的增加则不会影响工资、教育等因素。消费者年龄增加后，健康需求降低的幅度就会增大。健康资本的折旧率提高后，不但会降低消费者对健康资本的需求，也会在既定的毛投资额之下，降低健康资本的供给（张琳，2012）。如果健康资本供给的变化大过健康资本需求，消费者就会根据增加毛投资来补充实际健康资本存量的不足。在这一情况下，消费者对医疗服务的需求将增加。总的来说，在健康资本边际生产力递减的条件下，健康资本折旧率提高后，消费者的最佳健康需求会降低，但对医疗服务的需求则会增加。

工资率：工资率变动通过以下两个途径对健康产生影响：工资率提高后，健康时间的货币价值也将提高；工资率上升，也会影响毛投资的边际成本，由于工资率的变动，对于在一定医疗服务要素下生产健康（毛投资）的过程并没有影响（田艳芳，2013）。因此，消费者的健康需求增加后，消费者将增加毛投资，继而增加对医疗服务要素的需求。如果在健康投资过程中，消费者对医疗服务与时间这两种要素的使用比率是固定的，则在工资率提高后，医疗需求增加的幅度等于健康需求增加的幅度。但是，如果医疗服务与时间两种要素是可以替代的，则在时间的价格变动后（工资率提高），消费者将以医疗服务代替时间，在这一情况下，工资率上升后，消费者的医疗服务需求增加幅度将超过健康需求增加的幅度。根据这一分析，可以得出以下结论：工资率提高后，消费者的健康需求与医疗需求都会随之增加。

医疗服务价格：医疗服务价格提高后，则只会影响毛投资的边际成本，而不会影响健康投资的回报，故其效果与工资率变动的效果不同。医疗服务价格提高后，将使健康投资的边际成本提高，进而使健康投资的边际回报率降低，消费者的健康需求将减少，消费者的健康需求降低后，将减少毛投资（黄奕祥、李江帆，2010）。因此，消费者对医疗服务要素的需求也将随之减少。根据这一分析，可以得出以下结论：医疗服务的价格提高后，消费者的健康需求与医疗需求都会随之减少。

教育程度：Grossman 考虑到人力资本存量变动对健康需求与医疗服务需求的影响，以教育代表人力资本存量的变动。Grossman 假设教育程度的提高会改善消费者生产健康的效率，也就是提高生产过程中直接要素（医疗服务与时间）的边际生产力。同时，Grossman 假设教育对医疗服务与时间两种生产要素边际生产力的影响是中立的，即教育对不同生产要素的边际生产力有相同程度的影响（李静、郑力仁，2011）。根据上述假设，教育程度提高后，医疗服务与时间的边际生产力都会随之提高。因此，生产某一特定健康资本所需生产要素的数量就减少了。而在生产要素价格不变的条件下，上述变动意味着投资健康的边际成本随教育程度的提高而降低。在工资与健康时间不变的条件下，上述关系表示教育程度的提高，将提高健康投资的边际回报率，即提高健康资本的边际效率。因此，教育程度提高后，边际回报率曲线将向右移动，而在资本成本不受教育程度影响的情况下，上述变动将使消费者的健康需求增加。

Grossman 从消费和投资两个角度进行分析，得出的结论为：收入的增加将会导致健康的价值增加，延长个体的健康时间给个体带来更高的效用水平。在 Grossman 的健康需求模型中，年龄、工资率、教育、医疗服务价格因素也对健康水平起到重要作用，本书引入这一理论主要是说明，虽然本书的主题是社会支持对老年人健康的影响，但事实上并不只有社会支持对健康有影响，一些个体的基本特征以及其他一些变量也会影响老年人的健康水平。

第三节 分 析 框 架

本书分析社会支持对老年人健康的影响，离不开社会保障、社会支持、社会生态系统、健康需求等理论的支撑，将这些理论梳理清楚能够为本研究的分析框架作铺垫，本节将进一步探究社会支持、社区环境和老年人健康三者之间的逻辑关系，从而为本书的实证研究提供理论和分析框架的指导。

一、社会支持对老年人健康的影响

社会支持是一种至关重要的社会资源，简要来讲，无论是情感性社会支持还是工具性社会支持，均可以对个体的发展和健康产生影响。社会支持理论指出，社会支持传递的是照顾、喜爱、尊重和相互的义务，与人的心理状态有着紧密联系（Cobb，1976）。林南（1989）指出，社会支持既有工具性的功能还有感情性的作用，能够帮助个体应对社会风险。社会支持可以给人一种帮助，这种助推力在帮助个体缓解心理压力、获取社会资源和应对各种困难方面起到不可替代的作用。在关于老年人社会支持研究中，学界认为社会支持是老年人从其所拥有的社会关系中获得的精神上和物质上的支持。

　　社会支持按照来源可以分为正式社会支持和非正式社会支持。正式社会支持是指正式组织依据制度和法律提供的规范性支持，如政府、社区、社会组织、企业等提供的支持。正式社会支持具有强烈的确定性，它通常都有政策支持或者法律依据，它所表现的多是人与组织的关系。非正式社会支持是指个体因血缘、地缘等社会关系提供的非制度性支持，如家庭成员、邻里朋友等提供的支持，按照内容可分为经济支持、生活照料支持和精神支持。非正式社会支持强调的是个人与个人之间的关系，在非正式社会支持中，供给者一般为个人，这就决定了非正式社会支持的不确定性。但无论是正式社会支持还是非正式社会支持，都对老年人健康具有重要的促进作用。

　　1. 正式社会支持对老年人健康的促进效应

　　正式社会支持中养老保险、医疗保险能够增加老年人的经济收入，提高老年人的医疗服务利用水平，对于促进老年人健康具有重要的推动作用。养老金供给能降低老年人的焦虑感和孤独感，促进老年人的心理健康（Zhang & Liu，2007）。养老保险、医疗保险能显著提高老年人的精神健康水平（陶裕春、申昱，2014；向运华、姚虹，2016）。新农保提高了老年人的医疗服务利用率，改善了参保老年人的生活方式，增加了他们参加社会活动和锻炼的概率，对农村老年人健康有重要的促进作用（李云蕾，2018）。无论是城市老年人还是农村老年人，都享有一定的养老保险和医疗保险，这类正式社会支持能够增加老年人的收入，能够让老年人看病有报销，这在一定程度上可以缓解老年人的收入和医疗贫困，让老年人更多关注自身的健康问题，对于促进老年人健康起到重要的推动作用。

　　2. 非正式社会支持对老年人健康的促进效应

　　老年人的非正式社会支持能够在一定程度上弥补正式社会养老保障制度的不足，为老年人带来精神慰藉、生活照料等，对老年人的幸福感和健康具有显著作用（钱锡红、申曙光，2011）。非正式社会支持中子女数量、经济支持等能够缓解老年人的孤独感，改善老年人的生活方式，生活照料、经济支持和精神慰藉是影响老年人健康的重要因素（宋健，2006；王萍、李树茁，2012）。血缘、姻缘、地缘等非正式社会支持是给予老年人社会支持较多的关系群体，对老年人的生活感受具有直接影响。具体而言，包括经济支持、生活照料和情感慰藉的家庭支持对老年人身心健康的影响存在城乡差异，农村老年人身心健康对家庭支持的依赖性高于城市老年人，但是家庭支持对于城乡老年人的身心健康都具有不可替代的作用（罗会强等，2017）。子女数量、子女照料能够提高老年人的社交活动参与度，社交活动通过抑制老年人的抑郁症倾向以及使其获得更及时的治疗进而提高生活满意度，促进老年人的心理健康（Yasunaga，2015；刘西国，2016）。

综上所述，无论是正式社会支持还是非正式社会支持都对老年人健康具有显著影响，正式社会支持中主要是养老保险、医疗保险对老年人的健康具有促进作用，非正式社会支持中的子女数量、经济支持也对老年人的健康具有显著正向影响。

二、社区环境在社会支持与老年人健康中的调节作用

1. 不同类型的社区环境对老年人健康的影响

社区环境相当于为老年人提供了一个场域，在这样的场域中个体会受到物质因素和社会经济因素的影响，根据社会生态系统理论和健康生态学模型，社区环境主要为第二层（个人的行为）和第三层（个人、家庭与社区网络）提供各种条件，老年人的生活方式、健康状况必然受到社区环境的深刻影响。

随着年龄的增长，老年人生活的半径主要在家庭和社区，社区的基础设施建设、老年活动开展、医疗服务供给乃至社区的一花一草都将对老年人的日常生活产生重要影响。社区环境的物理方面、自然方面、社会方面、设施方面和安全方面无疑为老年人健康提供了有形的物质支持和无形的氛围渲染（Zhang & Li，2019）。不同类型的社区环境对老年人健康具有不同的影响。长期处于缺乏健康支持服务（如医生、超市、老年活动中心和娱乐设施）社区的老年人，其自评健康要明显与短期处于缺乏健康支持服务社区的老年人和长期处于具有充足健康支持服务的老年人有区别（Spring，2018）。在步行道路便利、休闲娱乐设施完善的社区，老年人患有肌肉萎缩、白内障、泌尿系统疾病的概率明显低于社区休闲环境较差的老年人（Barnett et al.，2016）。在医疗机构、生活超市等基础设施完善的社区环境中，老年人患有慢性病和抑郁的概率更低（Carolina et al.，2012）。社区环境影响个体健康的主要途径有以下三点：社区环境中有休闲区域能直接作用于个体心理健康；社区内人口密度、道路连通度、公园邻近度能够通过居民互动来影响心理健康；社区环境的多样性、邻里关系障碍等也会对健康产生间接影响（Tao et al.，2020）。由此可知，社区环境对老年人健康有着显著影响。

2. 社区环境在社会支持影响老年人健康中的调节作用

社区环境在社会支持影响老年人健康时发挥的调节作用主要体现为：在不同的社区环境下，老年人受社会支持的影响不同，社区环境发挥的作用不同，老年人得到的健康促进作用也不一样。社区环境在社会支持的健康促进作用中，调节的是老年人对于健康方式的选择和老年人的心理状况。受社区环境特征的影响，老年人患有慢性疾病的概率不同，患有不同类型慢性病的老年人采取的户外活动也不同。在步行道路便利、休闲娱乐设施完善的社区，老年人患有高血压、高血脂、糖尿病的概率明显低于社区休闲环境较差的老年人，社区环境在其中起到一种调节作用，会影响老年人健康行为的选择（Barnett，2016）。Zheng & Liu（2019）通过构建"社区环境—生活方式—老年人健康"理论模型，发现在凝聚力强的社区，老年人在社会互动中学习健康行为的积极性更强，锻炼身体的频率更高，养成的饮食和作息习惯更规律，获得的健康促进效用更大。社区环境在健康行为方面的调节作用表现为：一是在通过人们的行为，一个人生活环境中的休闲娱乐场所可能导致人们将大部分业余时间花在户外活动上，这有利于锻炼身体；二是长期在和谐社区环境下居民可以接触到更多的绿色植被和美好场景，这可以调节一个人的情绪和专注度，使个体远离污染的环境，增加健康行为的有效性和活动频率，对个体健康产生积极影响（Sjerp et al.，2003）。个体生活在更为积极的社区环境中，其步行、健身等行为的频率会增加，更能促进自身健康；但是生活在质量较差的社区环境中，患有各种疾病的概率更高，自评健康的情况更差（Doyle et al.，2006）。社区环境在心理状况方面的调节作用表现为：社区环境与生活满意度、生活意义、积极情感呈正相关，与消极情感呈负相关，良好的社区环境会增强社区居民的凝聚力和归属感，缓解老年人的孤独感，增进老年人的健康（Zhang & Zhang，2017）。生活在交通条件便利、基础设施丰富的社区环境下的老年人，对于生活满意度和健康满意度的评价往往更高，其心理健康评价也更好（Lee et al.，2017）。

由于社区环境是一个复杂的整体，受社区资源的制约会呈现出高低之分，良好的社区环境有着完善的基础设施、较多的活动场所和完备的社区医疗服务，生活在社区的个体会对社区有一种强烈的归属感，对社区文化和价值观有一种很自然的认同感。较差的社区环境仅仅为居民提供基本的生活设施和公共服务，可能在公共厕所建设、下水道系统维修、老年活动中心建设、社区医疗设备购置等方面远远落后于发展好的社区。社区环境并不是完全封闭的而是相对流动的，社区环境中的个体相互交流、相互影响，使得社会支持的健康效应具有不同的表现。在社会支持影响个体健康的过程中，生活在良好社区环境下的个体表现出更好的健康水平，生活在较差社区环境下的个体表现出更差的健康水平。具体来说，更好的社区环境能够显著地减少拥有医疗保险的老年人的疾病数量（Stephens et al.，2020）。社区环境较好的社区能够减少老年人慢性病的数量，社区基础设施丰富能够降低高血压、高血脂、糖尿病等慢性病的发病概率（Yang，2019）。基础设施越好的社区意味着更好的生活条件和更高的生活水平，生活在这类社区的老年人拥有更高质量的医疗保险，老年人使用医疗保险更积极，获得疾病的数量更少。在活动场地越多的社区中，老年人进行各种社交活动更为便利，其更不容易患有抑郁、消沉、孤独等心理疾病，越不依赖于医疗保险（Bowling et al.，2006）。在社会环境较差的社区中，老年人更依赖于社会基础设施和组织、个人之间网络的联系和凝聚力，对互惠、合作和信任的规范需求更多，老年人不能通过社区环境获取更多的资源，只能转向正式和非正式社会支持，社会支持对老年人健康的促进效应也会被削弱。

综上所述，社区环境在社会支持影响老年人健康中起着调节作用。较好的社区环境能够显著增强社会支持对老年人健康的促进作用，较差的社区环境在一定程度上会削弱社会支持对老年人健康的促进作用。

三、社会支持对老年人健康的影响机制

考察在社区环境场域下，社会支持如何影响健康，不但需要探究社会支持的传导机制，而且需要分类讨论在何种社区环境下社会支持如何影响健康。通过梳理文献，本书发现社会支持影响老年人健康的两个重要中介变量是健康行为和满意度。

（一）健康行为的中介效应

1. 健康行为的衡量

健康行为是指人们为了增强体质、维持与促进身心健康和避免疾病而从事的

各种活动。它是个体在躯体、心理、社会适应等方面均处于良好状态下的行为表现。王健等（2012）将健康行为分为四类：日常健康行为，主要包括合理营养、充足的睡眠、积极休息、适量运动、讲究个人卫生、保持规律的生活节奏等；保健行为，主要包括定期体检、接受预防接种、有病主动求医、积极配合医疗护理、遵循医嘱等；预防性行为，避免导致健康损伤的环境和事件，主要包括避免环境中危害物质的侵入、系安全带预防车祸对健康的损伤、安全的性行为等；改变危害健康的行为，如戒烟、戒酒、戒毒、戒赌等。根据以上的概念和含义，健康行为至少有以下几个基本特征：有利性，即行为表现对自身、他人、环境有益；规律性，如起居有常，饮食有节；符合理性，即行为表现可被自己、他人和社会所理解和接受；行为强度在常态水平及有利的方向上，如语言表达行为、情绪行为、工作行为等；行为同一性，表现在外在行为与内在思维动机协调一致，与所处的环境条件无冲突；行为整体和谐性，即个人行为具有的固有特征，与他人或环境发生冲突时，表现出容忍和适应。本书将健康行为界定为有助于老年人增强体质和维持身心健康的有关活动，不仅能够帮助老年人养成良好的健康习惯，还能让老年人预防各种疾病、促进老年人身心健康。本书主要选取老年人体育锻炼、社交活动、抽烟和饮酒这四个指标进行衡量。

2. 健康行为在社会支持影响老年人健康中的中介效应

社会支持主要通过影响老年人的健康行为如步行活动、抽烟喝酒、锻炼身体频率等，进而影响健康（Lorig，2003）。对于老年人来说，虽然特定的社区属性或居民感知可能会影响社区内的休闲步行活动，但在一定的社区支持作用下，老年人通过在社区进行休闲活动、体育锻炼进而促进健康水平的提升（Cerin et al.，2013）。老年人通过锻炼身体参与社会互动，个体之间的信息交流和健康行为的模仿是社会支持影响老年人健康的关键途径（Blazer，2002）。老年人通过人际交往获得精神慰藉、获取健康信息进而促进自身心理健康，社会支持对老年人的心理健康促进作用要大于生理健康（Lee et al.，2017）。社会支持在本质上是一种沟通行为，是一个具有交易性、象征性的过程，涉及两个或两个以上的个体对彼此的情感、认知或行为状态施加影响。社会支持促进了个体在社会网络中共享健康信息的行为，为老年人改善健康行为习惯、分享自身健康行为知识提供了便利，为促进老年人的健康提供平台（Tennant et al.，2015）。在健康设施有限的情况下，社会支持通过健康信息的共享能有限弥补硬件设施的不足，使老年人养成良好的健康行为习惯，达到自我保健的目标。

健康行为的养成不是一朝一夕的，是一个不断持续的过程。在社会支持的作用下，老年人能够获取更多健康信息，摒弃不良的生活习惯（过度抽烟、喝酒、饮食不清淡等）。健康行为对老年人的影响一方面来自子女、亲友、邻居等的非正式社会支持，另一方面来自政府提供的医疗保险、养老保险，以及医疗机构定期开展的老年人体检义诊等正式社会支持。老年人会受到政府、社区委员会等组织的影响，在健康体检、医疗保险报销的过程中获取各种不同的健康信息；老年人过度抽烟、喝酒的行为会受到家人、朋友、邻居的规劝，从而培育良好的健康行为，促进自身健康。因此，健康行为在社会支持影响老年人健康的途径中产生了重要的中介效应。

（二）满意度的中介效应

1. 满意度的衡量

满意是一种心理状态，是指一个人对某种事物或一段关系质量的主观评价。它是个体的需求被满足后的愉悦感，是个体对产品或服务的事前期望与实际使用产品或服务后所得到实际感受的相对关系。满意度是通过评价分值的加权计算，得到测量满意程度的一种数值概念，数值的大小可以代表满意程度的高低。常见的满意度有顾客满意度、患者满意度、生活满意度等。满意度是测量国民幸福感的一项重要指标，也是人们对个体综合质量主观评价的反映（Diener & Diener，1995）。满意度是影响心理健康的一个重要因素，有研究表明较低的满意度与心理疾病（Lewinsohn et al.，1991）、抑郁症状（Koivumaa-Honkanen et al.，2001）及自杀倾向（Bray & Gunnell，2006）高度相关。本书在梳理社会支持对老年人健康影响的过程中，发现满意度在其中产生了重要中介效应，社会支持会先影响老年人的满意度进而影响老年人的健康。本书对满意度界定为：老年人对自身所处环境下相关事务满足自身需求的主观认知和评价，并用数值表示老年人的满意程度。本书主要从老年人的婚姻满意度、健康满意度、生活满意度和子女满意度这四个方面进行衡量。

2. 社会支持对满意度的影响

社会支持对老年人的满意度有着显著影响。社会支持可以通过让老年人获得来自家人、朋友与同事的物质帮助及情感关怀，提高其积极情绪体验，降低抑郁水平，从而提升老年人的主观满意度（王福兴等，2011）。来自经济、居住环境中的客观支持，可以为老年人提供一些自信，保持其在生活中的主动性；来自亲朋好友、邻里的主观支持，可以在一定程度上减轻老年人在现实生活中的挫败感，并且会让其认为自己是有价值的，降低其孤独感与抑郁水平，提升其生活满意度（庞宝华，2016）。良好的社会支持有利于建立高质量的人际关系，在人际交往中有更多的机会训练自己的言语能力和思维，增强意志活动能力，减缓认知功能的衰退，提升人们的健康满意度（彭华茂、王大华，2012）。更高水平的社会支持，意味着老年人能够有更多的方式和途径来调节不良情绪，对于降低抑郁感和孤独感、提升生活满意度具有重要作用（Holt-Lunstad et al.，2015；Wedgeworth et al.，2017）。可以将社会支持看作是一种治疗策略，它能使老年人释放压力，提升其生活满意度，这在一定程度上可以减少衰老过程中疾病恶化所带来的病理后果（Gow et al.，2007）。非正式社会支持为老年人提供的情感关心、精神慰藉是老年人有效避免孤独、抑郁等心理疾病的重要举措，良好的社会支持意味着健康感知功能的改善，它与生活满意度呈正相关关系（Cole & Dendukuri，2004）。

3. 满意度在社会支持影响老年人健康中的中介效应

满意度在社会支持影响老年人健康的中介效应主要体现在"支持客观状况→主观满意度评价→健康评价"。支持客观状况，指的是社会支持呈现的外部客观特征，比较常见的指标如正式社会支持中的养老和医疗保险，非正式社会支持中的代际关系、邻里互助等，还包括互联网中网络成员的数量、接触频率、异质性以及其提供的支持功能类型等。主观满意度评价，测量被支持者对所获支持在质的层面的感受与评价，被支持者对事务满足内心需求程度的主观评价如支持的满意度、充分性、负担感等评价均可以属于此范畴。满意度是支持质量的重要操作化指标（Benca-Bachman et al.，2020），研究显示它对心理健康有显著影响（Crutcher et al.，2018）。社会支持充分性评价、负担感评价也被证明对心理健康具有显著影响（Lincoln，2000；Ogletree et al.，2019）。满意度比支持客观状况更可能对心理健康产生影响的原因是，相较于后者，前者包含了另外两个重要维度：一是所获社会支持的客观状况与个人主观需求的比较评估，二是对社会支持增益效果的结果评估（孙薇薇、石丹妮，2020）。随着生活满意度的提高，抑郁和糟糕的健康状况会减少（Depp & Jeste，2006）。非正式社会支持能够让老年人感觉到有人可以依靠，有助于更积极地评价自身的内在感受，社会支持对于情绪的调节不仅是一种润滑剂，更是一种应对机制，能让老年人拥有更好的情绪稳定性和心理健康（Kiecolt-Glaser et al.，2015）。虽然家庭被认为是老年人最重要的非正式社会支持，但是邻里互助互惠对老年人心理状态的调整具有更为显著的作用，老年人通过和邻居交流、通过社区公共服务能有效排解内心的孤独和抑郁，自评健康分数也会更高（Cheng et al.，2009）。

综上所述，满意度是社会支持影响老年健康的重要中介变量，社会支持可以提升老年人的满意度，进而有效促进老年人的健康。

四、分析框架

根据前面的理论分析和文献梳理，本部分尝试构建本书的分析框架。

第一，社会支持对老年人健康有显著的影响，正式社会支持可以通过提供养老保险、医疗保险等，增加老年人的收入，提高老年人的医疗服务利用水平，进一步增强老年人的健康水平；非正式社会支持可以通过子女数量、子女经济支持等缓解老年人的抑郁状况，提升老年人的生活照料水平，促进老年人的健康。

第二，社区环境是老年人进行各项活动的场域，对老年人的健康行为和健康结果产生显著影响，在老年活动中心、老年健身器材、社区医院等基础设施丰富的社区，老年人会增加体育锻炼的时间和频率，进而提升健康水平；在社区基础设施薄弱的地方，老年人的健康行为受到社区的影响更小，其健康水平也更低。

第三，在社会支持影响老年人健康的过程中，社区环境起到一种调节作用，当社区环境水平较高时，能够显著提升社会支持对老年人健康的促进作用；当社区环境水平较低时，社会支持对老年人健康的促进作用也会被削弱。

第四，社会支持在影响老年人健康的过程中，不仅存在直接效应，还有间接效应，主要是通过健康行为和满意度两个中介变量来促进老年人健康，社会支持能够影响老年人抽烟、饮酒、健身等健康行为，老年人健康行为的养成对于促进自身健康水平的提升具有重要作用；社会支持能够提升老年人的满意度，满意度能缓解老年人的孤独感，对于促进心理健康有着重要作用，社会支持通过提升老年人满意度从而促进老年人健康。

　　通过以上讨论，本书所涉及的社会支持、社区环境和老年人健康三者之间的逻辑关系如图 2-3 所示：

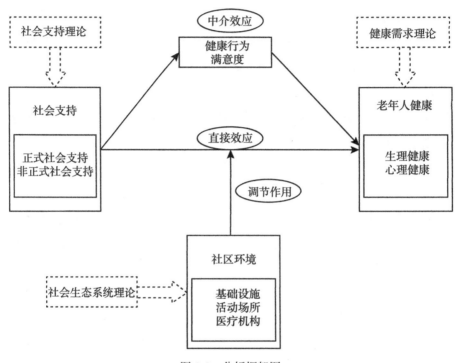

图 2-3　分析框架图

第三章　社会支持与老年人健康的 描述性统计分析

中国已成为世界上老年人口最多的国家，也是人口老龄化最快的国家之一。随着人口老龄化的加剧，我国老年人的健康和养老问题日益严峻，老年人的健康和养老问题值得社会各界高度关注。老年人健康不仅受到养老保险、医疗保险、社会救助等正式社会支持的影响，还受到家庭子女数量、兄弟姐妹数量等非正式社会支持的影响。社会支持的水平严重影响到老年人的健康，不同形式的社会支持对老年人健康的影响方式各有不同。因此，需要从社会支持的不同维度来分析老年人健康是如何受其影响，以便深入认识和理解社会支持对老年人健康的影响机制。在社会支持对老年人健康的影响机制中，社区环境可能发挥着重要作用，不同社区环境所产生影响程度可能也不同，因此，需要进一步探析不同社区环境下社会支持对老年人健康的影响效果以及作用机制。

第一节　数据来源和说明

一、数据来源

本书采用的数据是北京大学中国健康与养老追踪调查数据（以下简称 CHARLS 数据）。CHARLS 全国基线调查于 2011 年开展，每两到三年追踪一次。本书使用的数据主要是 2015 年 CHARLS 数据，是研究阶段能公开获得的最新的 CHARLS 数据。在需要考虑滞后效应情况时，本书还会用到更早一些的数据。该数据调查对象是 45 岁以上的中老年人，调查内容主要包括：

1. 个人基本信息：包括受访类型（新受访者或者是回访受访者）、姓名、性别、出生日期（身份证或户口本上登记的）、居住地址、户口类型、教育水平、婚姻状况等内容。

2. 家庭信息：包括父母、子女、兄弟姐妹信息（年龄、教育、职业、户口等），家庭交往与经济帮助（是否住在一起、多久见一次、邮电联系频次、从子女那里收到多少经济支持、给孩子多少经济支持、提供照料时间等），家庭成员信息。

3. 健康状况和功能：包括一般健康状况和疾病史（慢性病、治疗方式、做检查、医生建议、视力、听力、牙齿、疼痛）、生活方式和健康行为（睡眠情况、社交活动、吸烟喝酒）、身体功能障碍以及辅助者（走路、跑步、爬楼、弯腰、穿衣、洗澡、吃饭、起床、上厕所、做家务、购物、打电话、吃药等）。

除此之外，还包括认知和抑郁、生活满意度、医疗保健与保险、工作、退休和养老金、收入、支出与资产。

二、指标选取

本书在已公布的 2015 年 CHARLS 数据中选取了 60 岁及以上的老年群体作为研究对象，整合了家庭基本信息、子女信息、健康状况、收入等四个部分的调查问卷。本书在涉及有关滞后变量和数据使用时，还会用到 2011 年和 2013 年的 CHARLS 数据。根据前文的文献综述、概念界定与理论分析，在现有文献的研究基础上，提炼出以下研究变量：

1. 被解释变量：老年人的健康。根据前文所述世界卫生组织关于健康的定义，本书将健康分为生理健康和心理健康（本书使用的数据中没有衡量社会适应的指标，所以本书暂未将社会适应纳入研究内容）。生理健康用自评健康（陈宁等，2017；陆杰华、王斌，2020）、慢性疾病数量[①]（于长永，2018；张文娟、付敏，2020）指标来衡量，用精神抑郁程度（张冲、张丹，2016；许琪，2018）

[①] 根据 CHARLS 数据，慢性病主要包含高血压、心脏病、糖尿病、血脂异常、肝脏疾病、恶性肿瘤、哮喘等 14 种慢性病。

和认知状态（鲍莹莹，2019）两个指标来衡量老年人心理健康状态。本书所使用的数据问卷中有更加详细的客观心理健康指标，所以为了减少主观性，选择使用老年人抑郁程度指数和认知程度指数，替代自评心理健康。具体如表3-1所示。

表3-1　　　　　　　　　　　老年人的健康指标

变量类型	变量中文名	变量英文名	问卷对应编码	连续型还是离散型	衡量标准
生理健康	自评健康	self-reported health	DA001	离散型	极好编码为5，很好编码为4，好编码为3，一般编码为2，不好编码为1
	慢性病数量	num. disease	DA007	连续型	取值：0~14
心理健康	抑郁程度	depression	DC009-DC018	离散型	20分及以下赋值为1（不抑郁），20分以上赋值为0（抑郁）
	认知程度	cognition	DC001-DC003	连续型	取值：0~5

2. 核心解释变量：本书的核心解释变量为社会支持。社会支持分为正式社会支持和非正式社会支持。正式社会支持主要用医疗保险（包含社会医疗保险①和商业医疗保险）、养老保险（包含社会养老保险②和商业养老保险）、其他社会救助（包含最低生活保障、失业补助、高龄老年人养老补助、独生子女老年补贴、工伤保险金、医疗救助、社会捐助）等指标来衡量，非正式社会支持主要用存活的子女数量、兄弟姐妹数量、来自父母的经济支持和子女的经济支持、家庭交往信息、是否与子女同住等指标衡量。具体如表3-2所示。

---

① 社会医疗保险主要包含城镇职工基本医疗保险和城乡居民基本医疗保险，城乡居民基本医疗保险由城镇居民基本医疗保险和新型农村合作医疗合并（统筹）而来。

② 社会养老保险主要包含城镇职工基本养老保险和城乡居民基本养老保险，城乡居民基本养老保险由城镇居民社会养老保险和新型农村社会养老保险合并（统筹）而来。

表 3-2 社会支持指标

变量类型	变量中文名	变量英文名	问卷对应编码	连续型还是离散型	衡量标准
正式社会支持	养老保险	pension	FN002_w3/ FN069_w3	离散型	1，参加养老保险；0，未参加养老保险
	医疗保险	medins	EA001	离散型	1，参加医疗保险；0，未参加医疗保险
	其他社会救助	other subsidy	GA003	离散型	1，有其他社会救助；0，无其他社会救助
非正式社会支持	存活的子女数量	xchildnum_alive	CB050_w3	连续型	
	兄弟姐妹数量	xsibingnum	CC000_W3_1	连续型	
	父母经济支持	parents es①	CE002	连续型	
	子女经济支持	children es	CE009	连续型	

3. 控制变量：为了保证模型的稳定性，本书选取了年龄、性别、婚姻状况和居住地（按城乡进行划分）等控制变量。具体如表 3-3 所示。同时本书还按照居住地、收入等情况进行总样本划分，分别进行了分样本的异质性检验（即分样本回归），以验证实证结果的稳健性。

表 3-3 控 制 变 量

变量中文名	变量英文名	问卷对应编码	连续型还是离散型	衡量标准
性别	gender	A005_w3	离散型	1，男性；0，女性
年龄	age	BA002	连续型	
城镇	urban	BB000_W3_2	离散型	1，城镇；0，农村
已婚	married	BE001	离散型	1，已婚；0，其他婚姻状况
分居	separated	BE001	离散型	1，分居；0，其他婚姻状况

---

① es 是 economic support 的简称，在父母经济支持和子女经济支持数据指标中会用到。

变量中文名	变量英文名	问卷对应编码	连续型还是离散型	衡 量 标 准
离婚	divorced	BE001	离散型	1，离婚；0，其他婚姻状况
丧偶	widowed	BE001	离散型	1，丧偶；0，其他婚姻状况
同居	cohabitated	BE001	离散型	1，同居；0，其他婚姻状况
未婚	single	BE001	离散型	1，未婚；0，其他婚姻状况

4. 中介变量：老年人的满意度（以下简称"满意度"）和老年人的健康行为（以下简称为"健康行为"）。依据 CHARLS 数据，健康行为用体育锻炼、社交活动、是否吸烟、是否饮酒这四个指标衡量，这也是常见的衡量老年人是否从事健康行为的指标，满意度用婚姻满意度、健康满意度、生活满意度、子女满意度这四个指标衡量，这是根据 2015 年 CHARLS 问卷进行设置。具体如表 3-4 所示。

表 3-4 中 介 变 量

变量类型	变量中文名	变量英文名	问卷对应编码	连续型还是离散型	衡 量 标 准
健康行为	体育锻炼	exercise	DA051	离散型	1，有体育锻炼；0，无体育锻炼
	社交活动	activity	DA056	离散型	1，有社交活动；0，无社交活动
	吸烟	smoke	DA059	离散型	1，吸烟；0，不吸烟
	饮酒	drink	DA067	离散型	1，饮酒；0，不饮酒
满意度	婚姻满意度	marriage sat①	DC043_W3	离散型	1，满意度；0，不满意
	健康满意度	health sat	DC042_W3	离散型	1，满意度；0，不满意
	生活满意度	life sat	DC028	离散型	1，满意度；0，不满意
	子女满意度	children sat	DC044_W3	离散型	1，满意度；0，不满意

---

① sat 为满意度英文单词 satisfaction 的缩写，满意度用婚姻满意度、健康满意度、生活满意度、子女满意度这四个指标衡量，这是根据 2015 年 CHARLS 问卷进行设置。

5. 工具变量：滞后一期的自变量（2013 年 CHARLS 数据）。为了解决可能存在的内生性问题（即遗漏变量问题，以及因变量和自变量互为因果的问题），本书引入工具变量来解决内生性问题。本书将工具变量设为滞后一期的自变量（2013 年 CHARLS 数据），即社会支持（包含正式社会支持和非正式社会支持）的滞后一期变量，在回归时直接引入工具变量。

6. 调节变量：根据本书前面的分析，社区环境在老年人健康的作用中具有调节作用。根据 2011 年 CHARLS 数据的社区问卷内容（公开的 2013 年和 2015 年 CHARLS 数据中没有），借鉴以往学者研究分类，本书将社区环境分为基础设施、活动场所和医疗机构，其中基础设施包含道路、供暖、下水道系统、垃圾处理系统、公共厕所和改水改厕工程；活动场所包含公共设施和社区设施，如老年活动中心、敬老院、超市、幼儿园、小学、中学等；医疗机构主要为社区居民能就诊的医疗机构，如社区卫生服务中心等。依据 2011 年 CHARLS 数据提供的社区问卷和数据，参照张月云、李建新（2018）的做法，将社区环境指数分为基础设施指数、活动场所指数和医疗机构指数①，基础设施指数、活动场所指数和医疗机构指数的加总为社区环境（总）指数。具体赋值详见表 3-5。

表 3-5　　　　　　　　　　社区环境指数的计算方法

指数	计算方法	类别	问卷对应的问题编码	赋　值
基础设施指数	加总，最小值为 1，最大值为 9	道路	JB001	高速路赋值为 4，柏油路/水泥路赋值为 3，砂石路赋值为 2，土路赋值为 1

---

① 参照刘昌平、赵洁（2016），李海明（2018）和齐子鹏（2019）等的做法，以及后文分析的需要，本书将医疗机构指数设置为连续型变量，按照 CHARLS 问卷的选项安排，综合医院赋值为 5，专科医院赋值为 4，中医院赋值为 3，社区卫生服务中心/社区卫生服务站/乡镇卫生院/村诊所赋值为 2，有药店赋值为 1。其中综合医院和专科医院的赋值高于中医院，这是因为综合医院和专科医院的科室设置更加全面，中医的疗效慢于西医，而且大多中医院的诊断也是借助于西医检查设备，甚至在医院等级中，三甲综合医院的级别也是高于三甲中医院。

指数	计算方法	类别	问卷对应的问题编码	赋　值
基础设施指数	加总，最小值为1，最大值为9	供暖	JB008	有供暖赋值为1，无供暖赋值为0
		下水道系统	JB010	有下水道系统赋值为1，无下水道系统赋值为0
		垃圾处理系统	JB012	垃圾车定期运走处理赋值为2，有组织地本地处理/有组织地焚烧/有组织地倒入附近河中冲走赋值为1，不集中处理赋值为0
		公共厕所	JB014	有公共厕所赋值为1，无公共厕所赋值为0
		改水改厕工程	JB015	有改水改厕工程赋值为1，无改水改厕工程赋值为0
活动场所指数	加总，最小值为0，最大值为25	幼儿园	JB028_1［1］	有赋值为1，无赋值为0
		小学	JB028_1［2］	有赋值为1，无赋值为0
		初中	JB028_1［3］	有赋值为1，无赋值为0
		高中	JB028_1［4］	有赋值为1，无赋值为0
		邮局	JB028_1［5］	有赋值为1，无赋值为0
		图书室	JB028_1［6］	有赋值为1，无赋值为0
		派出所/警务室	JB028_1［7］	有赋值为1，无赋值为0
		银行	JB028_1［8］	有赋值为1，无赋值为0
		电影院/剧院	JB028_1［9］	有赋值为1，无赋值为0
		敬老院	JB028_1［10］	有赋值为1，无赋值为0
		便利店	JB028_1［11］	有赋值为1，无赋值为0
		农贸市场	JB028_1［12］	有赋值为1，无赋值为0
		超市	JB028_1［13］	有赋值为1，无赋值为0
		篮球场	JB029_1［1］	有赋值为1，无赋值为0
		游泳池	JB029_1［2］	有赋值为1，无赋值为0

指数	计算方法	类别	问卷对应的问题编码	赋　值
活动场所指数	加总，最小值为0，最大值为25	露天健身器材	JB029_1［3］	有赋值为1，无赋值为0
		乒乓球桌	JB029_1［4］	有赋值为1，无赋值为0
		棋牌活动室	JB029_1［5］	有赋值为1，无赋值为0
		乒乓球室	JB029_1［6］	有赋值为1，无赋值为0
		书画协会	JB029_1［7］	有赋值为1，无赋值为0
		舞蹈队或其他锻炼队	JB029_1［8］	有赋值为1，无赋值为0
		协助老弱病残组织	JB029_1［9］	有赋值为1，无赋值为0
		就业服务中心	JB029_1［10］	有赋值为1，无赋值为0
		老年活动中心	JB029_1［11］	有赋值为1，无赋值为0
		老年协会	JB029_1［12］	有赋值为1，无赋值为0
		养老院	JB029_1［13］	有赋值为1，无赋值为0
		老年保健服务中心	JB030	有赋值为1，无赋值为0
医疗机构指数	加总，最小值为0，最大值为6①	社区是否有医疗机构	JF002	有综合医院赋值为5，有专科医院赋值为4，有中医院赋值为3，有社区卫生服务中心/社区卫生服务站/乡镇卫生院/村诊所赋值为2，有药店赋值为1，无赋值为0

其中社区环境指数小于11（11分为中位数）的定义为一般社区环境，社区环境指数大于等于11的定义为良好或较好社区环境，用于下文的分样本描述性统计和调节变量的回归。

通过对2015年CHARLS数据的筛选与处理，本书所获得的有效样本量为

---

① 既有综合医院又有药店的社区医疗机构指数为5+1=6，占比为3.49%。

10436 人。从性别构成上来看，男性 4973 人，占 47.7%；女性 5461 人，占 52.3%①，男女比例为 1∶1.1，总体上较为均衡。从居住地来看，城市老年人样本数量为 2918 人，约占总量的 28%；居住在农村的老年人则相对较多，样本数量为 7516 人，占了大约 72%②，城乡分布比例相差较大。在样本筛选过程中，符合条件的样本总量虽然是 10436 人，由于有些变量存在缺失值，比如在性别变量中，有 2 个缺失值，因此后文的统计和计量分析中，某些变量的总体样本量可能小于 10436 人。

第二节　老年人健康状况的描述性统计分析

一、老年人整体特征

人口老龄化和老年人口高龄化是未来我国人口发展的总趋势（曾毅，2011）。个体的衰老是不可抗拒的自然规律，即便是健康的老年人，随着年龄的不断增长，生理机能和认知能力都会出现不同程度的下降（曾毅等，2018）。随着年龄增加，老年人身体器官功能下降，机体调节作用也逐渐降低，老年患病率明显增加（曾毅等，2018）。中国老龄科学研究中心与社会科学文献出版社共同发布了《老龄蓝皮书：中国城乡老年人生活状况调查报告（2018）》中指出："目前，我国老年人口寿命质量并不乐观，只有约三成老年人健康状况较好，其中，城镇、男性、低龄、文化程度较高、有配偶、非独居的老年人健康状况相对更好。"有关调查数据显示，我国老年人的死亡原因多半与饮食、高血压、吸烟和不锻炼等有关。

从图 3-1 可以看出，2010—2019 年，60 周岁和 65 周岁以上的老年人口数量呈逐年递增的趋势③。2019 年末，全国 60 岁及以上人口为 25388 万人，占总人

---

① 在性别变量中，男性和女性相加为 10434 人，少于 10436 人，这是因为有 2 个样本未报告性别信息，设置为缺失值。

② 在居住地变量中，城镇样本和农村样本相加为 10434 人，少于 10436 人，这是因为有 2 个样本未报告居住地信息，设置为缺失值。

③ 国家统计局.中国统计年鉴（2020）［R/OL］.（2021-01-28）［2024-07-17］.http：//www.stats.gov.cn/sj/ndsj/2020/indexch.htm.

口的 18.1%，其中，65 岁及以上人口为 17603 万人，占总人口的 12.6%，远远
高于国际老龄化标准，即一个国家或地区 60 岁以上的老年人口比重达到 10%，
或者 65 岁以上的老年人口比重达到 7%，这说明我国面临的人口老龄化问题已经
非常严峻。此外，通过对 CHARLS 数据的分析发现，大部分老年人认为自己身体
一般，接近一半的老年人多种疾病缠身。

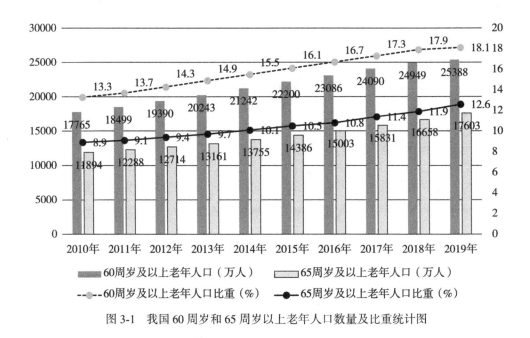

图 3-1　我国 60 周岁和 65 周岁以上老年人口数量及比重统计图

二、研究变量的描述性统计分析

（一）老年人自评健康状况

自评健康是个体对自身健康状况的总体评价，它既是一种主观评价，又是一
种客观评价，用自评健康来衡量一个人的健康水平还比较可靠（曾毅等，2018；
Lundberg & Manderbacka，1996）。以往文献研究表明，自评健康是预测身体健康
比较实用的指标，也是通常使用的指标。通过自评健康的调查，我们能够了解到
一个人过去、现在的身体情况，也能预测个人对未来健康的期盼和希望。自评健

康的调查简便易行，能较好地预测各个年龄段人群的健康和死亡情况，所以被人们广泛使用（Tigani et al.，2012）。发达国家关于健康的调查大多有自评健康，我国一些有影响力的调查数据，如中国健康与营养调查（CHNS）、中国老年健康调查和几次国家卫生服务调查都使用了自评健康。

　　CHARLS 数据调查问卷中涉及自评健康的题目是"您觉得您的健康状况怎样？是很好，好，一般，不好，还是很不好?"，这个题目有五个答案，选项为"很好、好、一般、不好、很不好"，为了便于研究分析，本书对五个答案由高到低分别进行赋值，具体如下：将选择"很好"的赋值为 5，将选择"好"的赋值为 4，将选择"一般"的赋值为 3，将选择"不好"的赋值为 2，将选择"很不好"的赋值为 1，最终得到取值。

　　从表 3-6 可以看出，在自评健康中，有 9.58% 的老年人认为自己的身体健康状况很不好，有 10.86% 的老年人认为自己的身体不好，而 6.75% 的老年人认为自己的身体很好，有 23.32% 的老年人认为自己的身体状况好，认为自己身体状况一般的老年人占 49.49%，接近总人数的一半。总体而言，在老年人自评健康中，认为自己身体健康的占 79.56%，认为自己不健康的占 20.44%。

表 3-6　　　　　　　　　　　老年人自评健康总体情况

答案选项	频数	百分比（%）	累计百分比（%）
1	464	9.58	9.58
2	526	10.86	20.43
3	2398	49.49	69.93
4	1130	23.32	93.25
5	327	6.75	100
Total	4845	100	

　　从表 3-7 中可以看出，老年人自评健康的性别、城乡和社区环境有所区别：男性老年人认为自己身体健康占比为 77.01%，女性老年人认为自己身体健康占比为 81.87%，女性老年人自评健康比男性老年人要好，而且男性老年人与女性老年人自评健康之间的差距正在逐步缩小。农村生活不能自理的老年人超出城镇

约80%，农村老年人的自评身体健康状况明显低于城镇老年人，这是由于城镇医疗条件较好，而且城镇居民收入普遍高于农村居民。在农村老年人中，健康占比为61.5%，不健康占比为38.5%。从社区环境来看，在一般社区环境中，老年人认为自身健康的占比为80.71%，认为自身身体不健康的占比为19.29%；在良好社区环境中，老年人认为自身健康的占比为78.97%，认为身体不健康的占比为21.03%。

表3-7　　　　　　　　老年人自评健康（分性别、城乡和社区环境）①

| 答案选项 | 性 别 | | | | 城 乡 | | | | 社 区 环 境 | | | |
| | 男性 | | 女性 | | 城镇 | | 乡村 | | 一般社区环境 | | 良好社区环境 | |
	频数	百分比（%）	频数	百分比（%）	频数	百分比（%）	频数	百分比（%）	频数	百分比（%）	频数	百分比（%）
1	253	11.01	211	8.28	152	11.28	312	8.92	150	9.07	314	9.84
2	275	11.97	251	9.85	159	11.8	367	10.49	169	10.22	357	11.19
3	1160	50.5	1238	48.59	739	54.86	1659	47.43	742	44.86	1656	51.9
4	472	20.55	658	25.82	238	17.67	892	25.5	445	26.9	685	21.47
5	137	5.96	190	7.46	59	4.38	268	7.66	148	8.95	179	5.61
Total	2297	100	2548	100	1347	100	3498	100	1654	100	3191	100

（二）老年人慢性病数量情况

老年人是慢性病的主要患病人群，患病率高、复发率高、患病周期长的慢性病特性以及日益增加的老年慢性病患者对公共医疗卫生资源形成巨大压力。包世荣（2019）从老年慢性病患病趋势和绝对人数分析，发现慢性病俨然成为困扰老年人健康的普遍问题，严重影响老年人的养老生活。

2019年11月1日，中国国家卫生健康委员会老龄健康司司长王海东在国家

---

① 本书表格中有些数据采用四舍五入的方式，保留了小数点后两位数字。

卫健委新闻发布会①上表示，中国老年人健康状况不容乐观，2018 年中国人均预期寿命为 77.0 岁，但人均健康预期寿命仅为 68.7 岁。截至 2018 年底，我国 60 岁及以上的老年人口已有 2.5 亿。在老年人口中，有 75% 的老年人患有 1 种及以上慢性病，并且超过 4000 万老年人正处于失能或部分失能的状况中，健康方面的种种问题使得老年人对于健康服务具有迫切需求。本书中患有一种及以上慢性病的老年人比例高达 71.06%。

在后文的回归分析中，本书将慢性病数量视为连续型变量进行考察，即根据传统观点（于长永，2018；章丹等，2019），慢性病数量越多，老年人越不健康。在 CHARLS 数据中，慢性病共有 14 种，汇报起来较为复杂，因而在此只报告没有慢性病、患有 1 种慢性病和患有 2 种及以上慢性病的老年人数量占比。由表 3-8 可知，没有慢性病的老年人数量占 28.94%，患有 1 种慢性病的老年人数量占 25.38%，患有 2 种及以上慢性病的老年人数量占 45.68%，这说明我国有接近一半的老年人拥有多种（2 种及以上）疾病，身体健康状况比较不理想。

表 3-8　　　　　　　　　　　　　　　老年人慢性病数量

慢性病数量总计 答案选项	频数	百分比（%）	累计百分比（%）
0	3020	28.94	28.94
1	2649	25.38	54.32
2~10	4767	45.68	100
Total	10436	100	

表 3-9 显示的是在区分性别、城乡和社区环境的情况下，老年人所患慢性病的数量及情况。可以看出，约有 57% 的男性老年人身体比较健康，有 51.86% 的女性老年人比较健康，说明女性老年人多种疾病缠身的现象更普遍。在城镇，有 33.58% 的老年人没有疾病，有 21.32% 的老年人患有 1 种疾病。在农村，有

---

① 国家卫健委. 中国人均健康预期寿命仅为 68.7 岁［R/OL］.（2019-11-01）［2024-08-05］. http://news.cctv.com/2019/11/01/ARTI5eKNvhN7MOTpSL8E0qWq191101.shtml.

27.12%的老年人无疾病缠身，有26.97%的老年人患有 1 种疾病。总体来看，城镇和农村老年人患有慢性病数量情况基本一致，说明城镇和农村老年人健康状况差不多。此外，从社区环境来看，在一般社区环境中，有47.17%的老年人患有 2 种及以上的疾病，有26.47%的老年人无疾病，有26.36%的老年人患有 1 种疾病；在良好社区环境中，有55.11%的老年人没有疾病或只有 1 种疾病，有44.89%的老年人患有 2 种及以上的疾病。

表3-9 老年人慢性病数量（分性别、城乡和社区环境）

| 慢性病数量 | 性　　别 | | | | 城　　乡 | | | | 社　区　环　境 | | | |
| | 男性 | | 女性 | | 城镇 | | 乡村 | | 一般社区环境 | | 良好社区环境 | |
	频数	百分比（%）	频数	百分比（%）	频数	百分比（%）	频数	百分比（%）	频数	百分比（%）	频数	百分比（%）
0	1518	30.52	1500	27.47	980	33.58	2038	27.12	947	26.47	2073	30.23
1	1317	26.48	1332	24.39	622	21.32	2027	26.97	943	26.36	1706	24.88
2~10	2138	42.99	2629	48.14	1316	45.1	3451	45.92	1688	47.17	3115	44.89
Total	4973	100	5461	100	2918	100	7516	100	3578	100	6858	100

第三节　老年人心理健康状况的描述性统计分析

心理健康是一个复杂的综合概念，既强调个体内部心理状态的平衡，又强调对外部环境的适应能力。根据 CHARLS 数据的问卷设计和相关文献，本书通过抑郁程度和认知能力两个维度来衡量受访者的心理健康状况。

一、抑郁程度

本书将老年人心理健康状况划分为抑郁情况和认知程度两个方面，其中，抑郁情况被命名为"抑郁程度"。本书所使用的 CHARLS 数据中关于认知和抑郁程度的问题，是衡量老年人心理健康的主要指标。

CHARLS 数据调查问卷中涉及抑郁程度的测量一共有 10 个问题，题目分别是"我因一些小事而烦恼""我做事时很难集中精力""我感到情绪低落""我觉得做任何事都很费劲""我对未来充满希望""我感到害怕""我的睡眠不好""我很愉快""我感到孤独""我觉得我无法继续我的生活"。这10道题目是有关老年人答题前一周的感觉和行为，每道题目的答案都有四个且都相同："很少或者根本没有（<1天）""不太多（1~2天）""有时或者说有一半的时间（3~4天）""大多数的时间（5~7天）"。

为了便于研究分析，本书参照许琪（2018）、高晶晶等（2018）的做法，将10个问题的答案进行赋值，对于正面问题，被访者的抑郁程度越高，得分越高，而对于负面问题则反向计分，即每个题目赋值1~4分，10个题目总计10~40分。受访老年人最后的测评分数将作为老年人的心理健康状况的得分，得分越低表明老年人的抑郁程度越低，心理健康状况越好；得分越高则表明老年人所承受的抑郁压力越大，心理健康状况则越差。然后根据分值重新进行编码赋值：20分及以下赋值为1（不抑郁），20分以上赋值为0（抑郁）。

从表3-10可以看出，有46.39%的老年人处于抑郁状态，也就是说有接近一半的老年人存在抑郁情况，对老年人的身心健康造成了很大的影响。可能的原因在于，中国人碍于面子，讳疾忌医，认为患有心理疾病是一件丢人的事情，有抑郁情况也不肯去寻求医治；人们对心理健康不够重视，有些人还把心理疾病混同为精神病，狭隘保守的思想观念导致抑郁症一直存在，甚至越来越严重。

表 3-10　　　　　　　　　　　老年人抑郁程度频次表

抑郁程度总计	频数	百分比（%）	累计百分比（%）
0	4841	46.39	46.39
1	5593	53.61	100
Total	10434	100	

由表3-11可知，男性老年人中有抑郁症状的比例为37.62%，而女性老年人存在抑郁症的比例为54.35%，明显高于男性老年人，说明女性老年人的抑郁情况比男性更为严重。农村老年人中有抑郁症状的比例为48.36%，城镇老年人有抑郁症状的比例占41.26%，说明农村老年人的抑郁情况更为严重。这可能是由

于农村老年人缺乏经济来源，生活主要靠家庭子女赡养，而近年来农村"去道德化"和老年人"自养"现象增多，使得农村老年人生活存在较大的压力，因而产生更为严重的抑郁情绪。

表 3-11　　　　　　　　　老年人抑郁程度（分性别和城乡）

抑郁程度	性　　别				城　　乡			
	男性		女性		城镇		乡村	
	频数	百分比（%）	频数	百分比（%）	频数	百分比（%）	频数	百分比（%）
0	1871	37.62	2968	54.35	1204	41.26	3635	48.36
1	3102	62.38	2493	45.65	1714	58.74	3881	51.64
Total	4973	100	5461	100	2918	100	7516	100

表 3-12 显示的是老年人抑郁程度的年龄分段和社区分类情况。可以看出，60~65 岁的老年人抑郁占比为 41.55%，65~80 岁的老年人抑郁占比为 44.81%，在 80 岁以上的老年人中，存在抑郁症的有 63.35%，这说明对于老年人来说，年龄越大就越容易有抑郁情绪。从社区环境来看，在一般社区环境中，老年人患有抑郁症的比例为 50.31%；在良好社区环境中，老年了患有抑郁症的比例为 44.34%，这说明好的社区环境能有效减少老年人的抑郁情况。

表 3-12　　　　　　老年人抑郁程度（分年龄和社区环境）

抑郁程度	年　　龄						社　区　环　境			
	年龄段（60~65 岁）		年龄段（65~80 岁）		年龄段（80 岁以上）		一般社区环境		良好社区环境	
	频数	百分比（%）	频数	百分比（%）	频数	百分比（%）	频数	百分比（%）	频数	百分比（%）
0	1468	41.55	2417	44.81	956	63.35	1800	50.31	3041	44.34
1	2065	58.45	2977	55.19	553	36.65	1778	49.69	3817	55.66
Total	3533	100	5394	100	1509	100	3578	100	6858	100

二、认知程度

认知能力是否正常是判定老年人心理健康与否的重要标准之一。CHARLS 数据在老年人认知方面的问卷设计参考了简易智力状态检查量表（MMSE），能够较为准确、全面地反映受访者的时间定向力、记忆和智力等方面的功能是否存在障碍。根据问卷的调查内容，认知功能问题主要包括让老年人回答年、月、日、季节和星期这五个问题，答对一题计一分。得分越高说明认知能力越好。最低分为 0，最高分为 5。

从表 3-13 可以看出，老年人认知程度得 5 分的有 30.88%，而得 0 分的老年人仅占 15.63%，说明大部分老年人的认知程度比较正常。

表 3-13　　　　　　　　　老年人认知程度频次表

认知程度	频数	百分比（%）	累计百分比（%）
0	1631	15.63	15.63
1	953	9.13	24.77
2	1010	9.68	34.45
3	1396	13.38	47.82
4	2222	21.3	69.12
5	3222	30.88	100
Total	10,434	100	

表 3-14 表示老年人认知程度，分性别和分城乡两种情况。可以看出，男性老年人认知程度为 0 的占比为 10.86%，而女性老年人认知程度为 0 的占比为 19.98%，这说明女性老年人认知程度要弱于男性老年人的认知程度。将老年人的认知程度按城乡分，城镇老年人认知程度为 0 的占比为 13.81%，农村老年人认知程度为 0 的占比为 16.34%，而城镇老年人认知程度得 5 分的占比为 48.87%，农村老年人认知程度得 5 分的仅占 23.9%，可以看出农村老年人的认知程度远远低于城镇老年人。

表 3-14　　　　　　　　　老年人认知程度（分性别和城乡）

认知程度	性　　别				城　　乡			
	男性		女性		城镇		乡村	
	频数	百分比（%）	频数	百分比（%）	频数	百分比（%）	频数	百分比（%）
0	540	10.86	1091	19.98	403	13.81	1228	16.34
1	319	6.41	634	11.61	122	4.18	831	11.06
2	357	7.18	653	11.96	170	5.83	840	11.18
3	658	13.23	738	13.51	235	8.05	1161	15.45
4	1216	24.45	1006	18.42	562	19.26	1660	22.09
5	1883	37.86	1339	24.52	1426	48.87	1796	23.9
Total	4973	100	5461	100	2918	100	7516	100

从表 3-15 可以看出，60～65 岁认知程度为 0 的老年人占 9.71%，65～80 岁老年人认知程度为 0 的占比为 12.48%。80 岁以上的老年人认知程度为 0 的占比达到 40.81%，这说明随着老年人年龄的增大，其认知程度是逐年下降的。从社区环境来看，一般社区环境中老年人认知程度为 0 的比例为 17.58%，良好社区环境中老年人认知程度为 0 的占比为 14.61%；一般社区环境中老年人认知程度为 5 的占比为 20.04%，良好社区环境中老年人认知程度为 5 的比例为 36.53%，这说明好的社区环境对老年人认知程度有明显的积极作用。

表 3-15　　　　　　　　老年人认知程度（分年龄和社区环境）

抑郁程度	年　龄　段						社　区　环　境			
	60～65 岁		65～80 岁		80 岁以上		一般社区环境		良好社区环境	
	频数	百分比（%）	频数	百分比（%）	频数	百分比（%）	频数	百分比（%）	频数	百分比（%）
0	343	9.71	673	12.48	615	40.81	629	17.58	1002	14.61
1	273	7.73	487	9.03	193	12.81	455	12.72	498	7.26
2	311	8.8	538	9.97	161	10.68	409	11.43	601	8.76
3	482	13.64	746	13.83	168	11.15	584	16.33	812	11.84

续表

抑郁程度	年 龄 段						社 区 环 境			
	60~65 岁		65~80 岁		80 岁以上		一般社区环境		良好社区环境	
	频数	百分比（%）	频数	百分比（%）	频数	百分比（%）	频数	百分比（%）	频数	百分比（%）
4	875	24.77	1170	21.69	177	11.75	783	21.89	1439	20.99
5	1249	35.35	1780	33	193	12.81	717	20.04	2505	36.53
Total	3533	100	5394	100	1507	100	3577	100	6857	100

第四节　老年人正式社会支持状况的描述性统计分析

本书中的正式社会支持主要包括养老保险、医疗保险等方面。下文将分析每个方面的情况。

一、养老保险的基本情况

我国基本养老保险制度的完善阶段是 2000 年至今。2000 年《中共中央关于制定国民经济和社会发展第十个五年规划的建议》明确了社会保障体系改革的方向，即加快形成独立于企业、事业单位之外，资金来源多元化，保障制度规范化、管理服务社会化的社会保障体系。同年，国务院发布的《关于完善城镇社会保障体系的试点方案的通知》明确了调整和完善我国基本养老保险制度的主要政策。2005 年，国务院发布的《关于完善企业职工基本养老保险制度的决定》主要规定了扩大城镇职工基本养老保险覆盖范围、逐步做实个人账户、改革基本养老金的计发办法，并确保基本养老金按时足额发放。2009 年 9 月 1 日，《国务院关于开展新型农村社会养老保险试点的指导意见》出台，这代表着基本养老保险覆盖至农村居民。

2010 年，《社会保险法》经第十一届全国人大常委会第十七次会议表决通过，并于 2011 年 7 月 1 日正式实施，以法律形式确立了基本养老保险的法律地位。同年，政府出台《国务院关于开展城镇居民社会养老保险试点的指导意见》，基本养老保险覆盖至城镇未从业居民，至此我国实现了基本养老保险的制度全覆盖。为了进一步促进人口流动和实现城乡统筹的目的，2014年2月21日，政府出台《国务院关于建立统一的城乡居民基本养老保险制度的意见》，至此我国统一了城镇居民社会养老保险和新型农村社会养老保险。然而，2014年及以前我国基本养老保险还存在"双轨制"问题，即城镇职工参加缴费型的城镇职工基本养老保险制度，基本养老金替代率为40%~60%，而机关事业单位工作人员（公务员和事业单位工作人员）则参加传统的退休金制度，替代率为80%~90%，两者之间相差较大。这引起了城镇职工的不满，为了追求基本养老保险制度的公平性，2015年1月14日，政府出台《国务院关于机关事业单位工作人员养老保险制度改革的决定》，基本养老金"双轨制"局面正式结束，机关事业单位工作人员开始参加基本养老保险制度。

本书通过CHARLS数据整理了调查老年人在过去的一年是否领取养老金或者退休金，从而获得养老保险的相关数据。养老金或退休金主要包含企业职工基本养老保险，企业补充养老保险，农村、城乡、城镇居民养老保险，高龄老年人养老补助，政府机关和事业单位退休金等内容。老年人领取过任意一种养老金则视为领取了养老金，由于本书的研究对象为60岁以上的老年人，能够领取养老金的老年人则视为有养老保险，编码为1；未领取过养老金则视为无养老保险，编码为0。62.89%的老年人有养老保险，其中：男性老年人中65.67%有养老保险，34.33%没有养老保险；女性老年人中60.36%有养老保险，39.64%没有养老保险。在城镇老年人中，有养老保险的老年人占比为61.75%，无养老保险的老年人占比为38.25%；在农村老年人中，有养老保险占比为63.33%，无养老保险占比为36.67%。这说明我国养老保险在实现基本覆盖的情况下，还有一小部分人群没有参与到制度中来。究其原因，主要是城镇职工中的下岗职工、个体工商户、自由职业者大多没有购买养老保险，所以这部分人群没有养老保险；在城乡居民中，仍然有部分农村人口和城镇失业人口未参加城乡居民养老保险。

参加养老保险、领取养老金可以为老年人的生活提供一定的物质保障，对其有着重要的意义，本书将养老保险作为可能会影响农村老年人健康的指标进行后续的分析。表3-16显示老年人是否参加养老保险，"1"表示参加养老保险（含商业医疗保险），"0"代表未参加养老保险，可以看出有37.11%的老年人未参加养老保险，而有 62.89% 的老年人参加了养老保险，参加养老保险的老年人比例远高于未参加养老保险的老年人比例，说明我国大部分老年人还是享有养老金保障的。

表 3-16   养老保险统计表

是否参加养老保险	频数	百分比（%）	累计百分比（%）
0	3872	37.11	37.11
1	6562	62.89	100
Total	10434	100	

表 3-17 按照性别、城乡和社区环境作了对比，可以看出，男性老年人参与养老保险的比例为 65.67%，女性老年人参与养老保险的比例为 60.36%，说明男性与女性老年人参与养老保险的情况基本相当。城镇老年人未参与养老保险的比例为 38.25%，农村老年人未参与养老保险的比例为 36.67%，说明参与养老保险不会因地域不同而有所差别，城镇和农村的情况基本一样。此外，从社区环境来看，一般社区环境中老年人未参加养老保险的比例为 36.09%，参加养老保险的比例为 63.91%；在良好社区环境中老年人参加养老保险的比例为 62.36%，未参加养老保险的比例为 37.64%。

表 3-17   养老保险（分性别、城乡和社区环境）

是否参加养老保险	性别				城乡				社区环境			
	男性		女性		城镇		乡村		一般社区环境		良好社区环境	
	频数	百分比（%）	频数	百分比（%）	频数	百分比（%）	频数	百分比（%）	频数	百分比（%）	频数	百分比（%）
0	1707	34.33	2165	39.64	1116	38.25	2756	36.67	1291	36.09	2581	37.64
1	3266	65.67	3296	60.36	1802	61.75	4760	63.33	2286	63.91	4276	62.36
Total	4973	100	5461	100	2918	100	7516	100	3577	100	6857	100

二、医疗保险的基本情况

目前，我国基本医疗保险体系包括城镇职工基本医疗保险、城镇居民基本医疗保险和新型农村合作医疗（以下分别简称"职工医保""居民医保"和"新农合"），以上制度分别建立于 1998 年、2003 年和 2007 年。1998 年和 2003 年，我国先后实施了城镇职工基本医疗保险制度和新型农村合作医疗制度，覆盖了城镇职工和农民，但儿童、中小学生、城镇无业人员等这些群体仍不能享受医疗保险，医疗费用仍需由个人承担。2007 年 7 月 24 日，我国出台了《国务院关于开展城镇居民基本医疗保险试点的指导意见》（国发〔2007〕20 号），标志着城镇居民基本医疗保险制度的出台，这才真正意义上标志着我国实现了医疗保险制度的全覆盖，城镇居民基本医疗保险制度的覆盖对象为不属于城镇职工基本医疗保险制度覆盖范围的中小学阶段的学生（包括职业高中、中专、技校学生）、少年儿童和其他非从业城镇居民。

根据 2015 年 CHARLS 数据调查，通过询问老年人参加医疗保险的类型，如城镇职工医疗保险、新型农村合作医疗、城乡居民医疗保险、公费医疗、商业医疗保险等，获得参保情况数据。将参与任意一种医疗保险设定为有医疗保险，即为"1"；未参与任何医疗保险即为无医疗保险，即为"0"。通过表 3-18 可以看出，仅有 9.35%的老年人没有参与任何医疗保险，90.65%的老年人有医疗保障。

表 3-18 参与医疗保险总体情况

是否参与医疗保险	频数	百分比（%）	累计百分比（%）
0	976	9.35	9.35
1	9460	90.65	100
Total	10436	100	

通过表 3-19 可知，男性老年人中 91.65%有医疗保险，8.35%没有医疗保险；女性中 89.73%有医疗保险，10.27%没有医疗保险。在城镇老年人中，有医疗保

险占比为90.3%，无医疗保险占比为9.7%；在农村老年人中，有医疗保险占比为90.78%，无医疗保险占比为9.22%。总体来看，无论城乡都基本实现了老年人的医疗保险全覆盖，城镇与农村基本没有任何差别。此外，从社区环境来看，在一般社区环境中，老年人参加医疗保险的比例为90.92%；在良好社区环境中，老年人参加医疗保险的比例为90.51%。

表3-19　　　　　　　　医疗保险（分性别、城乡和社区环境）

是否参加医疗保险	性 别				城 乡				社 区 环 境			
	男性		女性		城镇		乡村		一般社区环境		良好社区环境	
	频数	百分比（%）	频数	百分比（%）	频数	百分比（%）	频数	百分比（%）	频数	百分比（%）	频数	百分比（%）
0	415	8.35	561	10.27	283	9.7	693	9.22	325	9.08	651	9.49
1	4558	91.65	4900	89.73	2635	90.3	6823	90.78	3253	90.92	6207	90.51
Total	4973	100	5461	100	2918	100	7516	100	3578	100	6858	100

由于农村医疗保险覆盖面和保障水平有限，医疗保险并未显著增进老年人的健康（于大川、丁建定，2016）。医疗服务对健康的促进往往需要相当长的积累才容易看出效果，而农村人口的医疗保险普遍覆盖仅在近几年逐渐实现。从分析结果看，似乎享有医疗保险对老年人自评生活满意度的改善有促进作用，也可能增加了老年人的安全感，但还不足以明显改善他们的健康状况。

三、其他社会救助

其他社会救助包含最低生活保障、失业补助、高龄老年人养老补助、独生子女老年补贴、工伤保险金、医疗救助、社会捐助等。根据 CHARLS 数据，表3-20显示的是老年人是否有其他社会救助（最低生活保障等）情况，"1"表示有其他社会救助，"0"表示无其他社会救助。可以看出，76.4%的老年人没有其他社会救助，23.6%的老年人享受了其他社会救助。说明我国老年人主要是依靠国家的养老保险和医疗保险，对其他社会救助的依赖较少。

表 3-20   **其他社会救助频次表**

社会补助	频数	百分比（%）	累计百分比（%）
0	7973	76.4	76.4
1	2463	23.6	100
Total	10436	100	

　　由表 3-21 可知，男性中 76.29% 的老年人没有其他社会救助，23.71% 的老年人享受了其他社会救助。女性中 76.51% 的老年人没有其他社会救助，23.49% 的老年人享受了其他社会救助。城镇老年人中，75.53% 的老年人没有其他社会救助，24.47% 的老年人享受了其他社会救助。农村老年人中，76.74% 的老年人没有其他社会救助，23.26% 的老年人享受了其他社会救助。说明城乡老年人其他社会救助的拥有情况基本一样。

表 3-21   **其他社会救助（分性别和城乡）**

其他社会救助	性　别				城　乡			
	男性		女性		城镇		乡村	
	频数	百分比（%）	频数	百分比（%）	频数	百分比（%）	频数	百分比（%）
0	3794	76.29	4178	76.51	2204	75.53	5768	76.74
1	1179	23.71	1283	23.49	714	24.47	1748	23.26
Total	4973	100	5461	100	2918	100	7516	100

　　由表 3-22 可知，60~65 岁的老年人拥有其他社会救助占比为 15.4%，65~80 岁老年人中有 21.34% 拥有其他社会救助，80 岁以上的老年人中，拥有其他社会救助的占 50.89%，这说明在年龄结构上，年龄越大，获得其他社会救助的机会就越多。此外，从社区环境来看，在良好社区环境中，老年人拥有其他社会救助的比例为 24.98%，一般社区环境中，老年人拥有其他社会救助的比例为 20.96%，可以看出，在良好社区环境中，老年人有其他社会救助的比例略高于一般社区环境。

表 3-22　　　　　　　　其他社会救助（分年龄和社区环境）

其他社会救助	年　龄						社 区 环 境			
	60~65 岁		65~80 岁		80 岁以上		一般社区环境		良好社区环境	
	频数	百分比（%）	频数	百分比（%）	频数	百分比（%）	频数	百分比（%）	频数	百分比（%）
0	2989	84.6	4243	78.66	741	49.11	2828	79.04	5145	75.02
1	544	15.4	1151	21.34	768	50.89	750	20.96	1713	24.98
Total	3533	100	5394	100	1509	100	3578	100	6858	100

第五节　老年人非正式社会支持状况的描述性统计分析

老年人的非正式社会支持主要在家庭层面，体现在代际支持、子女迁移、隔代照料等方面。费孝通（1947）提出反映中国非正式社会支持遵循的"差序格局"理论。家庭支持在老年人生活中发挥着重要作用，代际关系对老年人健康有着重要影响。

家庭是社会的基本单元，它以婚姻和血缘为纽带组建而成，是家庭成员的利益需求共同体（费孝通，1947；王跃生，2009）。随着社会的发展和时代的进步，我国家庭结构发生了很大的变化，已经由原来的涉及整个家族的大家庭演变为只包括父母、子女的核心化家庭。老年人家庭成员构成、居住安排、子女状况等是影响老年人养老、贫困与健康的重要因素（杜鹏等，2016；陈长香等，2014；王金营等，2014；周冬霞，2012）。张文娟、李树苗（2005）认为子女在农村老年人社会支持网络中占据核心地位。姚远（2005）和宋健（2006）认为老年人家庭支持也来源于配偶支持。

本书所指的非正式社会支持包含了老年人的子女数量、子女经济支持和父母经济支持等方面。

一、孩子数量

我国自古以来就有"多子多福"的传统观念。过去，子女多，意味着家庭劳动力多，相应地，家庭收入就多，老年人依靠子女养老就有保障；随着计划生育政策的贯彻实施，子女数量逐渐减少，独生子女家庭越来越多，空巢老年人、留守老年人数量逐渐增多，老年人依靠子女养老逐渐变得不太现实。所以，从某种程度上来说，"多子未必多福"。子女数量多，未必能带来更多的生活照料和精神慰藉，老年人在抚养多个子女的过程中会付出艰辛的劳动和经济投入，等子女长大结婚之后可能还需要帮忙照看孙子（女），这些对老年人的身体健康和心理健康都是不利的。

根据 CHARLS 数据，由表 3-23 可知，老年人孩子数量在 2 个和 3 个所占的比例最大，分别是 24.96% 和 24.34%，其次是有 4 个或 5 个孩子，占比分别为 18.43% 和 10.91%，而老年人孩子数量多于 8 个的仅占 1% 左右。总体而言，按照多子多福的传统思想观念，大多数老年人都有多个子女，大部分老年人有 2~5 个孩子。

表 3-23　　　　　　　　　　**老年人孩子数量总体情况**

孩子数量	频数	百分比（%）	累计百分比（%）
0	348	5.42	5.42
1	509	7.92	13.34
2	1604	24.96	38.3
3	1564	24.34	62.65
4	1184	18.43	81.07
5	701	10.91	91.98
6	304	4.73	96.72
7	130	2.02	98.74
8~15	81	1.3	100
Total	6425	100	

从表 3-24 中可以看出，男性老年人拥有孩子数量多为 2 个，占 26.04%，其次是拥有 3 个孩子，占 25.8%；女性老年人拥有孩子数量多为 2 个，占 23.76%，其次是有 23.4% 的女性老年人有 3 个孩子。此外，无论是男性还是女性老年人，

孩子数量在2~5个所占的比例最高，与总体情况保持一致。从老年人孩子数量分城乡来看，城镇老年人无孩子和有一个孩子人数分别占10.22%和14.23%，农村老年人无孩子和有一个孩子的人数仅占3.59%和5.52%；而从有3个及以上的孩子来看，农村老年人所占的比例明显高于城镇老年人。这说明城镇老年人更倾向于有2个及以下数量的孩子，而农村老年人则更倾向于有较多数量的孩子。其原因可能在于，城镇的各项社会保障体系比农村更完善，城镇老年人不需要有更多的孩子来养老，而由于农村缺乏完善的社会保障，养老主要依靠子女。因此，农村老年人有较强的"养儿防老"观念，倾向于拥有更多的孩子。此外，从社区环境来看，一般社区环境中的老年人孩子数量有2个及以下的比例为30.85%，良好社区环境中老年人孩子数量有2个及以下的占比为42.16%，而拥有2个孩子以上的老年人，一般社区环境中所占的比例明显高于良好社区环境，说明社区环境越好，老年人更倾向于要更少的孩子，其原因可能在于社区环境能够替代一部分孩子的养老功能。

表3-24　　　　　**老年人孩子数量（分性别、城乡和社区环境）**

孩子数量	性别				城乡				社区环境			
	男性		女性		城镇		乡村		一般社区环境		良好社区环境	
	频数	百分比（%）	频数	百分比（%）	频数	百分比（%）	频数	百分比（%）	频数	百分比（%）	频数	百分比（%）
0	210	6.18	138	4.56	181	10.22	167	3.59	89	4.06	259	6.12
1	310	9.12	199	6.58	252	14.23	257	5.52	110	5.02	399	9.42
2	885	26.04	719	23.76	532	30.04	1072	23.03	477	21.77	1127	26.62
3	856	25.18	708	23.4	374	21.12	1190	25.57	567	25.88	997	23.55
4	577	16.98	607	20.06	233	13.16	951	20.43	461	21.04	723	17.08
5	333	9.8	368	12.16	119	6.72	582	12.51	269	12.28	432	10.2
6	136	4	168	5.55	48	2.71	256	5.5	123	5.61	181	4.27
7	54	1.59	76	2.51	19	1.07	111	2.39	57	2.6	73	1.72
8~15	38	1.12	43	1.39	13	0.74	68	1.46	38	1.75	43	0.12
Total	3399	100	3026	100	1771	100	4654	100	2191	100	4234	100

二、兄弟姐妹数量

兄弟姐妹是老年人非正式社会支持的重要组成部分，对老年人的健康会产生重要的影响。兄弟姐妹作为家庭中的重要成员，在一个人的生命中扮演着重要角色，是一个人社会资本的重要组成部分（刘小鸽，2016）。

根据表 3-25 可知，老年人的兄弟姐妹数量以 3 ~ 5 个为主，占比达到 48.62%，接近总体老年人的一半，有 0 ~ 1 个兄弟姐妹的累计百分比为 22.26%，有 6 个以上兄弟姐妹数量的比例越来越少。

表 3-25　　　　　　　　　老年人兄弟姐妹数量总体情况表

兄弟姐妹数量	频数	百分比（%）	累计百分比（%）
0	905	14.09	14.09
1	525	8.17	22.26
2	874	13.61	35.87
3	1119	17.42	53.28
4	1065	16.58	69.86
5	939	14.62	84.48
6	535	8.33	92.81
7	284	4.42	97.23
8	107	1.67	98.89
9	52	0.81	99.7
10	8	0.12	99.83
11	7	0.11	99.94
12	2	0.03	99.97
13	1	0.02	99.98
14	1	0.02	100
Total	6424	100	

从表 3-26 可以看出，男性老年人兄弟姐妹数量为 0 ~ 1 个的占比为 22.27%，

与女性老年人拥有的兄弟姐妹数量基本一致，为 22.25%，拥有兄弟姐妹数量也同样集中在 2~5 个，且有 3 个及以上兄弟姐妹所占的比例逐渐减小。总体来看，男性老年人与女性老年人在拥有兄弟姐妹的数量上基本没有差别。从城乡来看，老年人兄弟姐妹数量按城乡分，无兄弟姐妹的城镇老年人在无兄弟姐妹的老年人中所占的比例超过农村老年人，高出接近 11 个百分点，而农村老年人拥有的兄弟姐妹数量明显高于城镇老年人，其原因可能还是由于农村"养儿防老"的观念更重，导致孩子数量多的同时，也造成彼此兄弟姐妹数量多。此外，从社区环境来看，老年人拥有兄弟姐妹数量为 0 的比例在一般社区环境和良好社区环境中分别为 10.45% 和 15.97%，拥有 2 个以上兄弟姐妹数量的老年人在一般社区环境和良好社区环境中所占的比例较为接近。

表 3-26　　　老年人兄弟姐妹数量（分性别、城乡和社区环境）

兄弟姐妹数量	性别				城乡				社区环境			
	男性		女性		城镇		乡村		一般社区环境		良好社区环境	
	频数	百分比（%）	频数	百分比（%）	频数	百分比（%）	频数	百分比（%）	频数	百分比（%）	频数	百分比（%）
0	463	13.62	442	14.61	392	22.15	513	11.02	229	10.45	676	15.97
1	294	8.65	231	7.64	135	7.63	390	8.38	163	7.44	362	8.55
2	458	13.47	416	13.75	203	11.47	671	14.42	322	14.7	552	13.04
3	605	17.8	514	16.99	273	15.42	846	18.18	389	17.75	730	17.25
4	554	16.3	511	16.89	276	15.59	789	16.95	384	17.53	681	16.09
5~14	1025	30.16	911	30.12	491	27.75	1445	31.05	704	32.13	1232	29.1
Total	3399	100	3025	100	1770	100	4654	100	2191	100	4233	100

三、父母经济支持

非正式社会支持中，父母经济支持一般占有重要地位。由于本书研究的对象为老年人，因此存在父母经济支持非常少的情况。具体如表 3-27 所示，老年人基本上得不到父母的经济支持，占比达 99.9%，其原因在于大多数的老年人的父母已不在人世；即使在世，也由于年岁较大而无法提供经济支持。由于大多老年人未从其父母处获得经济支持，因此本书不再对父母经济支持进行分样本的描述性统计分析。

表3-27　　　　　　　　　　　　　**父母经济支持总体情况表**　　　　　　　　单位：元

父母经济支持	频数	百分比（%）	累计百分比（%）
0	10426	99.9	99.9
100	1	0.01	99.91
150	2	0.02	99.93
200	1	0.01	99.94
500	1	0.01	99.95
1000	2	0.02	99.97
1800	1	0.01	99.98
3000	1	0.01	99.99
6000	1	0.01	100
Total	10436	100	

四、子女经济支持

现有文献普遍认为老年人与子女居住，可为老年人提供经济支持、日常照料和精神慰藉，是老年人生活的重要保障。在中国农村地区，老年人经济收入微薄，拥有正式工作或者退休后享有退休金的老年人比重极少，子女的经济支持成为农村老年人最主要的生活来源（杜鹏等，2016）。相关研究发现子女的经济支持已成为影响老年人健康水平的重要因素（刘西国，2015）。老年人获得子女的经济支持，会增加老年人用于健康的投资，提高老年人对生活的满意程度，提升健康水平。因此，获得子女经济支持的老年人健康水平不仅显著优于缺乏经济支持的老年人，而且子女提供的经济支持越多，对老年人健康水平的促进作用越显著。子女给予适当的经济支持对老年人自评的健康也具有积极作用（黄庆波等，2017），Zunzunegui et al.（2001）实证发现，在控制年龄、性别、受教育年限等因素后，来自子女的经济和精神支持与老年人自评健康呈显著正相关，丧偶后与子女同住的老年人比独居老年人健康状况更好。范国斌等（2018）从收入视角进行的研究为子女经济支持促进农村老年人健康提供了经验支持。

社会养老保障制度主要通过社会养老保险和社会医疗保险，从生活和医疗两方面为老年人提供保障，其本质和核心都是经济上的支持。有学者研究发现社会保险所提供的经济支持可通过心理弹性、自尊水平等显著影响老年人健康，社会保障金越多，老年人健康状况越好。因为社会保障提供的经济支持不仅能部分解决农村特困老年人的经济困难，为农村老年人提供精神慰藉，而且能通过影响老年人个体情绪，对老年人健康产生积极影响。王大华等（2004）、Orr（2004）的研究发现，相对于城镇老年人，农村老年人从社会保障提供的经济支持中获得的效用更大。

在家庭养老和社会养老对老年人健康影响中发挥的作用方面，家庭养老作为最基本的养老保障，其地位得到了众多学者的认同，尤其在中国农村地区，大量老年人缺乏自我养老能力，社会养老水平尚不完善，家庭养老发挥了至关重要的作用。社会养老作为对老年人一种正式的社会支持，是对传统家庭养老的有益补充。理论上，在社会保障制度尚不完善、保障能力较低的情况下，社会养老提供的经济支持对老年人健康的影响相对有限，家庭养老中子女的经济支持仍然是农村老年人主要的健康和生活保障。范国斌等（2018）通过实证发现，相比于社会养老，家庭养老的边际效用更强。但是，也有部分学者利用 CHARLS 数据分析发现，家庭养老正在逐渐出现弱化的发展趋势，社会养老在老年人健康状况的改善方面表现出明显的促进效果（张苏、王婕，2013；任勤、黄洁，2015；徐强、周杨、王雅珠，2019）。

张乐川（2020）提出，嵌入式养老作为一个"结合居家、社区、机构养老三重优势"的养老服务模式，被认为是一种能够突破传统养老服务体系构建格局障碍，提升整体养老服务供给质量，尤其是针对人口密度较大地区养老服务需求的一种有效实现途径，其对于健康中国战略在老年群体层面的推动有着非常重要的现实意义。在过往的研究中，尽管不同学者通常都将嵌入式养老认定为一种具有更强亲和力与多元兼容性的养老服务供给途径和方法，各类养老服务优势的灵活整合，似乎是嵌入式养老服务得以推崇的重要原因。但是，这种嵌入式养老服务的整合优势，在整个基本养老服务体系中究竟有怎样独立的服务功能，发挥怎样的保障作用，并且这种功能和作用同其他服务模式之间的差异性与合理性关系，现有的政策制定者与理论研究者却鲜有提出明确的阐述与解释，这种对嵌入式养老服务功能和作用在现实定位上的不确定，使得人们对这一养老模式建构的客观合理性难以进行更为精准的认知，这主要表现在对嵌入式养老服务本身同机构、社区、居家三类基本养老服务模式之间关系的理解存在较大的差异。

根据 CHARLS 数据，样本中 60.11% 的老年人未获得子女的经济支持，有 39.89% 的老年人获得了子女的经济支持，最小值为 5 元/年，最大值为 328000 元/年，均值为 16939 元/年。

第四章　不同社区环境下正式社会支持与老年人健康的实证分析

老年人的身体健康状况主要体现在生理健康和心理健康两个方面，老年人自己感觉身体状况如何、患有慢性病的数量都能反映出老年人生理健康情况，老年人的认知程度和抑郁情况能反映出老年人心理健康情况。同时，正式社会支持对老年人的生理健康和心理健康均存在影响，无论是养老保险、医疗保险还是社会救助，都对老年人的健康产生影响。在不同的社区环境下，正式社会支持对老年人的健康的影响也是不同的。本章首先提出正式社会支持对老年人健康状况影响的研究假设，并通过建立计量模型来验证分析研究假设，从而得出研究结论。

第一节　研究假设

一、正式社会支持对老年人生理健康状况影响的研究假设

正式社会支持是指正式组织（政府、社区、单位等）所提供的具有规范性、制度化与持续性的支持体系框架，主要有经济支持、政治支持以及文化与公共服务，而本书量化的正式社会支持主要是指正式的社会保障（如养老保险、医疗保险、其他社会救助）。由于正式社会支持代表了正式组织对一定空间或者共同体中个体的权利资源、物质资源供给以及资金支持，因而可以在一定程度上增强个体克服其生存与发展中困境的能力。具体到本书所选取指标而言，参与新农合或新农保等社会保险制度、获得政府最低生活补贴、参与组织和社团等可以保证个体获得一定的公共医疗卫生服务、养老金、资金支持或权利支持，增强其生活的自由度，提高其对医疗资源的可及性，因而会显著提高老年人的健康水平。基于

前文关于社会支持的基础理论、文献回顾与综述以及上述讨论，本章提出研究假设1。

假设1：正式社会支持能够促进老年人生理健康状况的改善。

二、正式社会支持对老年人心理健康状况影响的研究假设

随着社会保障体系的不断完善，城镇职工基本养老保险、城镇职工基本医疗保险、城镇居民基本医疗保险、城镇居民社会养老保险、新型农村合作医疗、新型农村社会养老保险等政策的实施在一定程度上弱化了家庭养老的不可替代性（冷熙媛、张莉琴，2018）。王成勇等（2018）把新农合和新农保放在一起研究，发现从新农合和新农保的政策影响角度看，参加新农合的农村老年群体对健康会作出更积极的评价，参加新农保显著提升了老年群体的生活满意度，二者均显著减少了老年群体的消极情绪、提升积极情绪，有效提高老年人的情绪幸福感。养老金增加了老年人的收入，改善了老年人的生活条件，提高了老年人的家庭地位，降低了生活照顾方面对子女的依赖，对子女的经济赡养存在一定的"挤出效应"（Fan & Liu，2012；Case & Deaton，1998；Case，2004；张桂霖、张金鹗，2010；程令国等，2013；靳卫东等，2018）。同时，养老金也会影响老年人的心理健康（Sickles & Taubman，1986；Adler et al.，1994；Marmot，1999；Case & Wilson，2000），拥有养老金能降低老年人的焦虑感和孤独感，提高老年人的生活满意度（Case，2004；Zhang & Liu，2007）。学者们还发现养老金能帮助老年人获得自尊和社会尊重，提高老年人的幸福感（Sagner & Mtati，1999；Case & Wilson，2000）。基于前文关于社会支持的基础理论、文献回顾与综述以及上述讨论，本章提出研究假设2。

假设2：正式社会支持能够促进老年人心理健康状况的改善。

第二节　正式社会支持对老年人生理健康的影响实证分析

一、计量模型

本节采用自评健康和慢性病数量来衡量生理健康。当分析社会支持对自评健

康的影响时，由于自评健康为定序变量，本节采用有序 Probit 回归（ordered probit）模型进行估计；当分析社会支持对慢性病数量的影响时，由于慢性病数量为连续型变量，本节采用最小二乘法（OLS）进行估计，具体方法如下：

（一）有序 Probit 回归模型

设因变量 self-reported health（自评健康）为有 k 个等级的定序变量：self-reported health = 1，2，$\cdots$，k。$x^T = (x_1, \cdots, x_h)$ 为自变量和控制变量，包含社会支持、性别、年龄、婚姻状况、是否居住在城镇等。记 self-reported health 的等级为 j 的概率为 $P(\text{self-reported health} = j|x) = p_j$，$j = 1$，2，$\cdots$，$k$。self-reported health 的累积概率（cumulative probability）是指 self-reported health 落在一个特定点的概率，对结果为类别小于等于 j 时，其累积概率为：

$$P(\text{self-reported health} \leq j|x) = p_1 + p_2 + \cdots + p_j,\ j = 1,\ 2,\ \cdots,\ k$$

累积概率满足：

$P(\text{self-reported health} \leq 1) \leq \cdots \leq P(\text{self-reported health} \leq k) = 1$。作有序 Probit 变换：

$$\frac{P(\text{self-reported health} \leq j)}{1 - P(\text{self-reported health} \leq j)} = \alpha_j + \beta_1 x_1 + \beta_2 x_2 + \cdots + \beta_h x_h$$

（二）线性回归模型

$$\text{Num. disease} = \beta_{21}\text{isocial support} + \beta_{22}X + \varepsilon$$

其中，Num. disease 代表慢性病数量，为连续型取值，isocial support 代表正式社会支持，X 为控制变量，包含性别、年龄、婚姻状况、是否居住在城镇等，β_{21} 为正式社会支持的系数，β_{22} 为控制变量的系数，ε 为残差项。

二、总体样本回归结果分析

表 4-1 主要关注"正式社会支持"变量对老年人自评健康的关系，即呈现的是养老保险、医疗保险和其他社会救助回归分析的结果。在加入了各种可能的控制变量后，下表以 Probit 为基准模型报告了各变量的均值边际变化。从表 4-1 可以看出，若仅考察养老保险的影响效应，有养老保险的老年人自评健康状况较好

（$P<0.01$）。对于退休的老年人来说，有养老保险相当于拥有养老金，一定程度上代表着他们的可支配收入，一方面可以给其带来安心感和生活保障；另一方面，更多的可支配收入可扩大其活动范围，在这一范围内的种种积极行为可以促进老年人对自身健康程度进行正向评价。

表 4-1 　　　　　　　　正式社会支持对老年人自评健康的影响

	（1） 自评健康	（2） 自评健康	（3） 自评健康
养老保险	0.002 ** （0.001）	0.004 *** （0.001）	0.005 ** （0.002）
医疗保险		−0.019 *** （0.002）	−0.020 *** （0.002）
其他社会救助			0.026 *** （0.0035）
性别	−0.208 *** （0.022）	−0.208 *** （0.022）	−0.208 *** （0.022）
年龄	0.013 *** （0.001）	0.013 *** （0.001）	0.012 *** （0.001）
城镇	−0.219 *** （0.023）	−0.219 *** （0.023）	−0.219 *** （0.023）
已婚	−0.751 *** （0.147）	−0.748 *** （0.147）	−0.745 *** （0.148）
分居	−0.455 * （0.255）	−0.452 * （0.255）	−0.449 * （0.255）
离婚	−0.462 ** （0.183）	−0.461 ** （0.183）	−0.457 ** （0.183）
丧偶	−0.715 *** （0.152）	−0.713 *** （0.152）	−0.711 *** （0.152）
同居	−0.816 ** （0.402）	−0.812 ** （0.402）	−0.812 ** （0.402）

续表

	（1）自评健康	（2）自评健康	（3）自评健康
未婚（参照组）			
收入	−0.089***	−0.089***	−0.090***
	(0.018)	(0.018)	(0.018)
_cons			
cut1	−1.352***	−1.366***	−1.370***
	(0.163)	(0.166)	(0.166)
cut2	−0.866***	−0.881***	−0.885***
	(0.163)	(0.166)	(0.166)
cut3	0.514***	0.499***	0.495***
	(0.163)	(0.166)	(0.166)
cut4	1.465***	1.450***	1.446***
	(0.164)	(0.166)	(0.166)
N	4845	4845	4845
R^2	0.013	0.013	0.013

注：* 代表 P 值小于 0.1，** 代表 P 值小于 0.05，*** 代表 P 值小于 0.01。下文同。

当加入医疗保险变量后，养老保险仍然对因变量起显著正向作用，但有医疗保险的老年人自评健康程度较差，可能的原因在于医疗保险起到了正向选择效应，在 Cutler 等（2007）观点的基础上可以理解为，参加（购买）医疗保险的老年人风险厌恶程度较高，自认为身体健康较差，从而更有可能做出减少损失或降低风险的行为，如常去看病、就医。还有一种可能性，即本书使用的数据为截面数据，参加医疗保险的老年人大多会使用医疗保险去就医，而往往就医后，身体状况并不会立马恢复，从而可能导致出现这样一种情况，即参加（购买）医疗保险的老年人自评健康差于未参加（购买）医疗保险的老年人。

加入其他社会救助变量后，其与养老保险的促进作用和原因大体一致，医疗保险对自评健康的影响的方向仍为负。有无其他社会救助在一定程度上代表着老年人的可支配收入，一方面可以给其带来安心感和生活保障，另一方面，更多的可支配收入可扩大活动范围，在这一范围内的种种积极行为可以促进老年人对自身健康程度的正向评价。

进一步考虑各种可能的控制变量，当加入性别控制变量时，性别与因变量在 $P<0.01$ 水平上呈显著关系，且起反向作用，女性老年人自评健康状况优于男性老年人自评健康状况，这可能主要由于男性承受的工作压力比女性大。

当考虑年龄这一控制变量时，年龄与老年人自评健康状况之间存在正向显著关系（$P<0.01$），随着年龄的增长，有养老保险、医疗保险及获得其他社会救助的老年人获得更多的养老金，得到生活保障，且无工作压力，因而年龄较大的老年人可能自评健康状况较好。

当考虑城镇（1代表城镇，0代表农村）控制变量时，是否居住在城镇与老年人自评健康之间在 $P<0.01$ 水平上存在显著关系，且是否居住在城镇对其自评健康状况起反向作用，农村老年人自评健康较好，主要可能是因为农村环境污染较小且农村老年人常年从事农务活动，身体素质较好。

是否已婚与老年人自评健康间存在负向显著关系，即已婚老年人自评健康较差。是否分居与老年人自评健康在 $P<0.1$ 的水平上呈负向显著关系，即分居老年人的自评健康较差，这可能是因为相对于未分居老年人而言，分居老年人更缺少照顾。是否离婚与老年人自评健康间呈现负向显著关系，即离婚老年人的自评健康状况较差，离婚老年人缺少一定的陪伴与照顾，这可能对其生理健康产生负面影响。是否丧偶与老年人自评健康状况间在 $P<0.01$ 的水平上呈负向显著关系，即丧偶老年人的自评健康状况较差，主要可能是由于缺少配偶的陪伴与照顾。是否同居与老年人自评健康状况在 $P<0.05$ 水平上呈负向显著关系，即同居老年人自评健康状况略差于其他老年人，主要可能是由于照料子女造成的压力对其生理健康产生不利影响。

收入对老年人自评健康在 $P<0.01$ 水平上呈负向显著关系，且对其产生反向影响，即收入低的老年人自评健康状况较好，主要可能是因为收入水平较高的老年人在工作强度及压力上较大于收入低的老年人，不利于其生理健康。

通过对慢性病数量进行回归分析发现（见表4-2），养老保险与其他社会救助对慢性病数量变量有负向影响，医疗保险反之。拥有养老保险和其他社会救助即代表老年人退休后，除了经济状况能得到一定保障外，心理状态也能因人力物力的帮助而得到改善，从而使其拥有更多机会进行健康活动。拥有医疗保险的老年人所获慢性病数量越多，可能是因为医疗保险的事前道德风险问题，老年人因为拥有医疗保险而减少了健康行为和预防行为，间接导致疾病积累。下文将对其中所涉及的健康机制进行进一步回归分析。

表 4-2　　　　　　　　　　正式社会支持对老年人慢性病数量的影响

	（1） 慢性病数量	（2） 慢性病数量	（3） 慢性病数量
养老保险	−0.007***	−0.017*	−0.024*
	(0.002)	(0.010)	(0.010)
医疗保险		0.135***	0.137***
		(0.036)	(0.036)
其他社会救助			−0.128***
			(0.0277)
性别	−0.173***	−0.175***	−0.172***
	(0.020)	(0.020)	(0.020)
年龄	0.043***	0.043***	0.044***
	(0.001)	(0.001)	(0.001)
城镇	−0.043**	−0.041*	−0.038*
	(0.021)	(0.021)	(0.021)
已婚	−0.010	−0.028	−0.055
	(0.116)	(0.116)	(0.116)
分居	−0.099	−0.112	−0.144
	(0.226)	(0.226)	(0.226)
离婚	0.088	0.079	0.057
	(0.154)	(0.154)	(0.154)
丧偶	−0.163	−0.177	−0.196
	(0.120)	(0.120)	(0.120)

续表

	（1） 慢性病数量	（2） 慢性病数量	（3） 慢性病数量
同居	-0.084 (0.329)	-0.105 (0.329)	-0.113 (0.329)
未婚（参照组）			
收入	-0.039*** (0.013)	-0.039*** (0.013)	-0.040*** (0.013)
_cons	-1.153*** (0.132)	-1.259*** (0.135)	-1.268*** (0.135)
N	9785	9785	9785
R^2	0.091	0.091	0.092

进一步考虑性别、年龄、是否居住在城镇、是否已婚、是否分居、是否离婚、是否丧偶以及是否同居等控制变量。性别与老年人慢性病数量之间在 $P<0.01$ 水平上存在显著负向关系，即男性老年人慢性病数量少于女性老年人慢性病数量。年龄与老年人慢性病数量之间于 $P<0.01$ 水平上呈现正向显著关系，即随着年龄的增长，老年人身体机能不断退化，慢性病数量增加。是否居住在城镇与老年人慢性病数量之间呈现显著负向关系，即城镇老年人慢性病数量少于农村老年人，这可能是因为城镇医疗水平较高且就医更为便利。是否已婚、是否分居、是否离婚与是否丧偶对老年人慢性病数量的影响不显著。收入对老年人慢性病数量在 $P<0.01$ 水平上呈现负向显著关系，即收入低的老年人慢性病数量较少，主要可能是因为收入水平较高的老年人工作强度及压力较大于收入低的老年人，故而其所得慢性病数量较多。

三、分样本的回归分析

（一）正式社会支持对城乡老年人生理健康的影响

总体来说，养老保险、医疗保险和其他社会救助均在 $P<0.1$ 的显著水平上

对老年人自评健康起作用，其中养老保险和其他社会救助为正向影响，医疗保险为负向影响，原因同上，此处不再赘述。而当考察慢性病数量时，即使区分城镇与农村样本，其回归结果也与总体样本回归结果一致。

就农村老年人而言，养老保险和其他社会救助直接给他们带来生活保障，使得他们有较多机会提高生活品质，以提高对自我健康水平的认知，并拥有更多可支配收入进行健康活动。医疗保险的正向选择效应和事前道德风险效应导致老年人健康投资减少，过度就医行为增加，因而使其自我认知健康程度下降、生理健康状况变差。就城镇老年人而言，原因与农村老年人的情况相同，此处也不再赘述。

从自评健康指标看，控制变量如年龄、已婚、分居、离婚、丧偶、同居，都对自评健康无显著影响。就农村老年人而言，年龄大的老年人自评健康较好，因其无过多工作压力与生活压力；已婚老年人自评健康较差；分居老年人自评健康略差；离婚老年人自评健康较差；丧偶老年人自评健康较差；同居老年人自评健康较差。就城镇老年人而言，情况相似。

从慢性病数量指标看，控制变量如年龄、已婚、分居、离婚、丧偶、同居，都对自评健康无显著影响。无论是农村老年人还是城镇老年人，年龄较大的老年人、已婚老年人、分居老年人、离婚老年人、丧偶老年人、同居老年人慢性病数量较多。

表4-3　　　正式社会支持对城乡老年人自评健康的影响（区分城乡）

农村样本				城镇样本			
自评健康	Coef.	Std. Err.	Z	自评健康	Coef.	Std. Err.	Z
养老保险	0.0256*	0.014	1.878	养老保险	0.073*	0.043	−1.7
医疗保险	−0.131***			医疗保险	−0.572***	0.070	−8.094
其他社会救助	0.072*	0.041	1.753	其他社会救助	0.404***	0.065	6.159
控制变量	控制			控制变量	控制		

表4-4　　　　正式社会支持对城乡老年人慢性病数量的影响（区分城乡）

农 村 样 本				城 镇 样 本			
慢性病数量	Coef.	Std. Err.	T	慢性病数量	Coef.	Std. Err.	T
养老保险	−0.032***	0.013	−2.508	养老保险	−0.079**	0.039	−1.977
医疗保险	0.138***	0.043	3.168	医疗保险	0.115*	0.065	1.772
其他社会救助	−0.101***	0.033	−3.029	其他社会救助	−0.187***	0.050	−3.751
控制变量	控制			控制变量	控制		

（二）区分老年人是否贫困的分析

本书按照国家贫困线标准（2010年不变价2300元）定义贫困人口，进行分样本回归，结果见表4-5。总体来说，养老保险、医疗保险和其他社会救助均在 $P<0.1$ 的显著水平上对老年人自评健康起作用，其中养老保险和其他社会救助为正向影响，医疗保险作用均为负向影响。而当考察慢性病数量时，即使区分贫困与非贫困样本，其回归结果也与总体样本回归结果一致。

表4-5　正式社会支持对贫困与非贫困老年人自评健康的影响（区分是否贫困）

贫 困 样 本				非贫困样本			
自评健康	Coef.	Std. Err.	Z	自评健康	Coef.	Std. Err.	Z
养老保险	0.023*	0.014	1.569	养老保险	0.045*	0.023	1.922
医疗保险	−0.077***	0.025	−3.083	医疗保险	−0.066**	0.030	−2.169
其他社会救助	0.054***	0.018	2.989	其他社会救助	0.020*	0.011	1.888
控制变量	控制			控制变量	控制		

就贫困老年人而言，养老保险和其他社会救助直接给他们带来生活保障，使得他们有较多机会提高生活品质，以提高自我健康水平的认知，并拥有更多可支配收入进行健康活动。医疗保险的正向选择效应和事前道德风险效应导致老年人健康投资减少，过度就医行为增加，因而使其自我认知健康程度下降、生理健康

状况变差。就非贫困老年人而言，原因同理。

　　从自评健康角度看，控制变量如年龄、城镇、已婚、分居、离婚、丧偶、同居，都对自评健康无显著影响。就贫困老年人而言，年龄大的老年人自评健康较好；城镇老年人自评健康较差；已婚老年人自评健康较差；分居老年人自评健康略差，其缺少陪伴与照料；丧偶老年人自评健康较差，失去配偶的心理压力对生理也产生负向影响。就非贫困老年人而言，离婚老年人与同居老年人自评健康较差，其他情况与贫困老年人群体相似。离婚老年人缺少配偶的陪伴，而同居老年人需承担照料子孙的压力，生理健康状况下降。

　　与总体回归样本和非贫困样本不同的是，根据表4-6，三项主要自变量对贫困老年人影响均为正，即拥有养老保险、医疗保险和其他社会救助的贫困老年人反而患有慢性病的数量更多，也就是说这类正式社会支持可能并没有减少贫困老年人的慢性病数量，但是在贫困样本回归中并不显著。关于老年人贫困的问题仍不可忽视，仅仅养老保险、医疗保险与少部分社会补助并不一定能为其提供全方位保障，政府兜底责任的角色承担不可缺失。

表4-6　正式社会支持对贫困与非贫困老年人慢性病数量的影响（区分是否贫困）

贫　困　样　本				非贫困样本			
慢性病数量	Coef.	Std. Err.	T	慢性病数量	Coef.	Std. Err.	T
养老保险	0.182	0.131	1.388	养老保险	−0.036*	0.021	−1.713
医疗保险	0.425*	0.234	1.814	医疗保险	0.127***	0.037	3.483
其他社会救助	0.086	0.171	0.503	其他社会救助	−0.140***	0.028	−4.979
控制变量	控制			控制变量	控制		

　　对贫困老年人而言，控制变量包括年龄、已婚、丧偶对慢性病数量的影响均为正，即年龄较大的老年人、已婚老年人与丧偶老年人的慢性病数量较多，但在贫困样本回归中不显著；分居、离婚和同居因共线性被删除；未婚对慢性病数量的影响为负，即未婚老年人不用承受家庭压力，未婚老年人的慢性病数量较少，但其并不显著。

对非贫困老年人而言，控制变量包括年龄、已婚、分居、离婚、丧偶、同居、未婚，皆对老年人慢性病数量呈现正向影响，但在非贫困样本回归中不显著。

四、社区环境的调节作用

（一）正式社会支持对老年人自评健康的影响：社区环境的调节作用

表 4-7 报告了正式社会支持对自评健康的影响，并引入了正式社会支持与社区环境中的基础设施指数的交互项，本书重点关注交互项系数的符号和显著性。在总体样本中，基础设施指数与养老保险的交互项、基础设施指数与其他社会救助的交互项均不显著，但基础设施指数与医疗保险的交互项是显著的（$P <$ 0.01），且系数为负。这说明，对于有医疗保险的老年人，基础设施指数越高，老年人的自评健康越差。可能的原因是，在基础设施越好的社区，老年人之间的信息沟通越多，身体状况不好的老年人会购买或参加医疗保险，而医疗保险在短时间内并不会达到促进老年人自评健康的作用。

表 4-7　　正式社会支持对自评健康的影响（基础设施的调节作用）

	总体样本 自评健康	城镇样本 自评健康	农村样本 自评健康
养老保险	0.013	0.165	−0.003
	(0.064)	(0.231)	(0.067)
医疗保险	−0.184***	−0.055	−0.208***
	(0.069)	(0.240)	(0.073)
其他社会救助	0.078	0.225	0.075
	(0.098)	(0.379)	(0.103)
养老保险 * 基础设施	0.006	−0.017	0.009
	(0.011)	(0.035)	(0.012)
医疗保险 * 基础设施	−0.041***	−0.013	−0.045***
	(0.010)	(0.031)	(0.011)

续表

	总体样本 自评健康	城镇样本 自评健康	农村样本 自评健康
其他社会救助＊基础设施	−0.010 （0.017）	−0.019 （0.056）	−0.012 （0.018）
控制变量	控制	控制	控制
N	4845	1752	3083
R^2	0.013	0.013	0.013

在城镇样本中，基础设施指数与养老保险的交互项、基础设施指数与医疗保险的交互项、基础设施指数与其他社会救助的交互项均不显著。这说明，在城镇中，基础设施并没有对正式社会支持影响老年人身体健康产生调节作用。可能的原因是，即便从数据上看城乡老年人得到的正式社会支持并没有明显差异，然而这个差异并没有能够量化。即相较农村老年人而言，城镇老年人普遍拥有更高的养老保险金、更全面的医疗保险和更充足的其他社会救助。因此城镇老年人在保持身体健康方面拥有更高的积极性，基础设施是否完善已经不会对他们使用正式社会支持来保持身体健康产生影响。

在农村样本中，基础设施指数与养老保险的交互项、基础设施指数与其他社会救助的交互项均不显著，但基础设施指数与医疗保险的交互项是显著的（$P<0.01$），且系数为负。也就是说，对于有医疗保险的农村老年人，基础设施指数越高，农村老年人的自评健康越差。可能的原因同上，即基础设施越好的农村社区，老年人之间的信息沟通越多，身体状况不好的老年人会购买或参加医疗保险，而医疗保险在短时间内并不会达到促进农村老年人自评健康的作用。

表4-8报告了正式社会支持对自评健康的影响，并引入了正式社会支持与社区环境中的活动场所指数的交互项，本书重点关注交互项系数的符号和显著性。在总体样本中，活动场所指数与养老保险的交互项、活动场所指数与其他社会救助的交互项均不显著，但活动场所指数与医疗保险的交互项是显著的（$P<0.1$），且系数为负。这说明，对于有医疗保险的老年人，活动场所指数越高，老年人的自评健康越差。可能的原因同上，即在活动场所越好的社区，老年人之间的信息

沟通越多，身体状况不好的老年人会购买或参加医疗保险，而医疗保险在短时间内并不会达到促进老年人自评健康的作用。

表 4-8 　　　　正式社会支持对自评健康的影响（活动场所的调节作用）

	总体样本 自评健康	城镇样本 自评健康	农村样本 自评健康
养老保险	0.073*	0.084	0.057
	(0.039)	(0.104)	(0.045)
医疗保险	−0.025	−0.032	−0.053
	(0.049)	(0.110)	(0.057)
其他社会救助	0.034	0.125	0.002
	(0.060)	(0.163)	(0.068)
养老保险 * 活动场所	−0.008	−0.011	−0.003
	(0.005)	(0.007)	(0.005)
医疗保险 * 活动场所	−0.006*	−0.001	−0.011**
	(0.003)	(0.006)	(0.005)
其他社会救助 * 活动场所	0.001	−0.004	0.004
	(0.005)	(0.0117)	(0.008)
控制变量	控制	控制	控制
N	4845	1752	3083
R^2	0.014	0.014	0.014

在城镇样本中，活动场所指数与养老保险的交互项、活动场所指数与医疗保险的交互项、活动场所指数与其他社会救助的交互项均不显著。这说明，在城镇中活动场所并没有对正式社会支持影响老年人身体健康产生调节作用。与基础设施的情况相类似，相较农村老年人而言，城镇老年人拥有更高质量的正式社会支持。因此城镇老年人在使用正式社会支持来保持身体健康具有更高的积极性，活动场所的好坏已经不会对他们使用正式社会支持来保持身体健康产

生影响。

在农村样本中,活动场所指数与养老保险的交互项、活动场所指数与其他社会救助的交互项均不显著,但活动场所指数与医疗保险的交互项是显著的($P<0.05$),且系数为负。也就是说,对于有医疗保险的农村老年人,活动场所指数越高,农村老年人的自评健康越差。可能的原因同上,即在活动场所越好的农村社区,老年人之间的信息沟通越多,身体状况不好的老年人会购买或参加医疗保险,而医疗保险在短时间内并不会达到促进农村老年人自评健康的作用。

表4-9报告了正式社会支持对自评健康的影响,并引入了正式社会支持与社区环境中的医疗机构指数的交互项,本书重点关注交互项系数的符号和显著性。在总体样本中,医疗机构指数与养老保险的交互项、医疗机构指数与医疗保险的交互项、医疗机构指数与其他社会救助的交互项均不显著。在城镇样本中,医疗机构指数与养老保险的交互项、医疗机构指数与医疗保险的交互项、医疗机构指数与其他社会救助的交互项均不显著。在农村样本中,医疗机构指数与养老保险的交互项、医疗机构指数与医疗保险的交互项、医疗机构指数与其他社会救助的交互项均不显著。这说明,老年人所在社区医疗机构的完善与否,并不会对正式社会支持影响身体健康产生调节作用。可能的原因是,一方面医疗机构与养老保险、其他社会救助这两项正式社会支持并没有直接关系;另一方面,对于拥有医疗保险的老年人而言,综合医院虽然比药店、卫生服务站等拥有更好的医疗设施和更高的医疗水平,但我国医疗保险对其也规定了更高的补偿门槛,这意味着更高昂的费用会对老年人使用产生挤出效应,最终两种影响相互叠加使得调节作用不明显。

表4-9   正式社会支持对自评健康的影响(医疗机构的调节作用)

	总体样本 自评健康	城镇样本 自评健康	农村样本 自评健康
养老保险	0.029	-0.007	0.027
	(0.040)	(0.069)	(0.052)

续表

	总体样本 自评健康	城镇样本 自评健康	农村样本 自评健康
医疗保险	-0.049	-0.105	-0.010
	(0.049)	(0.085)	(0.061)
其他社会救助	0.027	0.079	-0.006
	(0.060)	(0.103)	(0.077)
养老保险 * 医疗机构	-0.012	-0.021	0.001
	(0.016)	(0.024)	(0.023)
医疗保险 * 医疗机构	0.014	0.027	0.002
	(0.014)	(0.021)	(0.020)
其他社会救助 * 医疗机构	0.001	-0.009	0.012
	(0.025)	(0.037)	(0.035)
控制变量	控制	控制	控制
N	4845	1752	3083
R^2	0.013	0.013	0.013

（二）正式社会支持对老年人慢性病数量的影响：社区环境的调节作用

表 4-10 报告了正式社会支持对慢性病数量的影响，并引入了正式社会支持与社区环境中的基础设施指数的交互项，本书重点关注交互项系数的符号和显著性。在总体样本中，基础设施指数与养老保险的交互项、基础设施指数与其他社会救助的交互项均不显著。但基础设施指数与医疗保险的交互项是显著的（$P <$ 0.01），且系数为负。这说明，更好的基础设施能够显著地减少拥有医疗保险的老年人慢性病数量。可能的原因是，基础设施越好的社区意味着更好的生活条件和更高的生活水平，生活在这类社区的老年人拥有更高质量的医疗保险，从而更积极地使用并作用于老年人慢性病数量的减少。

表 4-10　　正式社会支持对慢性病数量的影响（基础设施的调节作用）

	总体样本 疾病数量	城镇样本 疾病数量	农村样本 疾病数量
养老保险	−0.038	−0.220	−0.015
	（0.057）	（0.189）	（0.060）
医疗保险	0.371***	0.166	0.390***
	（0.062）	（0.195）	（0.066）
其他社会救助	−0.127*	−0.049	−0.133
	（0.076）	（0.264）	（0.081）
养老保险 * 基础设施	0.004	0.042	−0.002
	（0.010）	（0.029）	（0.011）
医疗保险 * 基础设施	−0.049***	−0.028	−0.052***
	（0.009）	（0.025）	（0.010）
其他社会救助 * 基础设施	0.012	0.005	0.012
	（0.013）	（0.039）	（0.014）
控制变量	控制	控制	控制
_cons	−1.141***	−2.009***	−1.031***
	（0.120）	（0.330）	（0.129）
N	9785	3538	6247
R^2	0.091	0.120	0.088

在城镇样本中，基础设施指数与养老保险的交互项、基础设施指数与医疗保险的交互项、基础设施指数与其他社会救助的交互项均不显著。这说明城镇样本中基础设施对于正式社会支持影响老年人慢性病数量的调节作用并不明显。可能的原因与基础设施作为正式社会支持影响老年人自评健康的调节作用相类似，即城镇老年人在事实上普遍拥有更为高质量的正式社会支持，他们对正式社会支持的使用不会受到基础设施完善与否的影响。

在农村样本中，基础设施指数与养老保险的交互项、基础设施指数与其他社会救助的交互项均不显著，但基础设施指数与医疗保险的交互项是显著的（$P<$

0.01），且系数为负。更好的基础设施能够显著地减少拥有医疗保险的农村老年人的慢性病数量。农村老年人的样本与整体样本的性质相同，表现出了与城镇样本的异质性。这也印证了这样一个事实，即农村老年人虽然在正式社会支持的拥有数量上与城镇老年人达到了同一水平，但在质量上仍然存在差距。

表 4-11 报告了正式社会支持对慢性病数量的影响，并引入了正式社会支持与社区环境中活动场所指数的交互项，本书重点关注交互项系数的符号和显著性。在总体样本中，活动场所指数与养老保险的交互项、活动场所指数与其他社会救助的交互项均不显著，但活动场所指数与医疗保险的交互项是显著的（$P <$ 0.01），且系数为负。这说明，对于有医疗保险的老年人，活动场所指数越高，老年人的慢性病数量越少。可能的原因同上，在活动场所越好的社区，老年人的自身状况较好，所患的并发症较少。

表 4-11　　　正式社会支持对慢性病数量的影响（活动场所的调节作用）

	总体样本 慢性病数量	城镇样本 慢性病数量	农村样本 慢性病数量
养老保险	−0.005 （0.035）	−0.188** （0.093）	−0.043 （0.040）
医疗保险	0.200*** （0.045）	0.016 （0.098）	0.246*** （0.052）
其他社会救助	−0.043 （0.0476）	−0.043 （0.123）	−0.052 （0.054）
养老保险 * 活动场所	−0.003 （0.003）	−0.016 （0.016）	0.003 （0.005）
医疗保险 * 活动场所	−0.009*** （0.003）	0.008** （0.003）	−0.018*** （0.004）
其他社会救助 * 活动场所	−0.010 （0.007）	−0.007 （0.008）	−0.007 （0.006）
控制变量	控制	控制	控制

续表

	总体样本 慢性病数量	城镇样本 慢性病数量	农村样本 慢性病数量
_cons	−1.233 ***	−1.589 ***	−1.031 ***
	(0.103)	(0.175)	(0.127)
N	9785	3538	6247
R^2	0.093	0.112	0.086

在城镇样本中，活动场所指数与养老保险的交互项、活动场所指数与其他社会救助的交互项均不显著，但活动场所指数与医疗保险的交互项是显著的（$P<0.05$），且系数为负。这说明，对于有医疗保险的城镇老年人，活动场所指数越高，城镇老年人的慢性病数量越少。可能的原因是，在基础设施越好的城镇社区，城镇老年人的自身状况较好，所患的并发症较少。

在农村样本中，活动场所指数与养老保险的交互项、活动场所指数与其他社会救助的交互项均不显著，但活动场所指数与医疗保险的交互项是显著的，且系数为负（$P<0.01$）。这说明，对于有医疗保险的农村老年人，社区中活动场所指数越高，农村老年人的慢性病数量越少。可能的原因是，在基础设施越好的农村社区，农村老年人的自身状况较好，所患的并发症较少。

表4-12报告了正式社会支持对慢性病数量的影响，并引入了正式社会支持与社区环境中医疗机构指数的交互项，本书重点关注交互项系数的符号和显著性。在总体样本中，医疗机构指数与养老保险的交互项、医疗机构指数与医疗保险的交互项、医疗机构指数与其他社会救助的交互项均不显著。在城镇样本中，医疗机构指数与养老保险的交互项、医疗机构指数与医疗保险的交互项、医疗机构指数与其他社会救助的交互项均不显著。在农村样本中，医疗机构指数与养老保险的交互项、医疗机构指数与医疗保险的交互项、医疗机构指数与其他社会救助的交互项均不显著。可能的原因是，社区中医疗机构可以帮助老年人恢复生理健康，但医疗机构的目的并不是促进老年人的生理健康，也达不到减少老年人慢性病数量的目的。

表 4-12　　正式社会支持对慢性病数量的影响（医疗机构的调节作用）

	总体样本 慢性病数量	城镇样本 慢性病数量	农村样本 慢性病数量
养老保险	-0.059	-0.184***	-0.024
	(0.037)	(0.064)	(0.047)
医疗保险	0.102**	0.055	0.126**
	(0.044)	(0.078)	(0.055)
其他社会救助	-0.119**	-0.085	-0.192***
	(0.047)	(0.079)	(0.061)
养老保险*医疗机构	-0.041	-0.083	-0.002
	(0.035)	(0.051)	(0.021)
医疗保险*医疗机构	0.018	0.026	0.009
	(0.013)	(0.019)	(0.018)
其他社会救助*医疗机构	-0.005	-0.046	0.053
控制变量	控制	控制	控制
_cons	-1.238***	-1.629***	-1.053***
	(0.102)	(0.172)	(0.127)
N	9785	3538	6247
R^2	0.093	0.116	0.084

第三节　正式社会支持对老年人心理健康的影响实证分析

一、计量模型

本书采用抑郁程度和认知程度来衡量心理健康，当分析社会支持对抑郁程度的影响时，由于抑郁程度为 0~1 哑变量（1 代表不抑郁，0 代表抑郁），本书采用二元 Probit 模型进行估计；当分析社会支持对认知程度的影响时，由于认知程度为连续型变量，本书采用最小二乘法（OLS）进行估计，具体方法如下：

（一）二元 **Probit** 模型

设 $x^T = (x_1, \cdots, x_h)$ 为一组自变量，$x^T = (x_1, \cdots, x_h)$ 为自变量矩阵，自变量包含社会支持、年龄、性别、婚姻状况等。当 depression 是不抑郁时，记为 depression = 1；当 depression 为抑郁时，记为 depression = 0。用 p 表示不抑郁发生的概率，用 $1 - p$ 表示抑郁发生的概率。

建立包含 h 个自变量的 Probit 回归模型如下：

$$\text{Probit}(\text{depression} = 1) = \alpha_j + \beta_1 x_1 + \beta_2 x_2 + \cdots + \beta_h x_h$$

（二）经典线性回归模型

$$\text{cognition} = \beta_{61} \text{isocial support} + \beta_{62} X + \varepsilon$$

其中 cognition 代表认知程度，为连续型取值，isocial support 代表正式社会支持，X 为控制变量，包含性别、年龄、婚姻状况、是否居住在城镇等，β_{61} 为社会支持的系数，β_{62} 为控制变量的系数，ε 为残差项。

二、总体样本的回归分析

通过表 4-13 可以看出，养老保险、医疗保险和其他社会救助均在 $P < 0.1$ 的显著水平上对老年人抑郁程度方面起作用，其中养老保险和医疗保险为正向影响，其他社会救助为负向影响。养老保险和医疗保险使得老年人获得生活保障、健康保障和安心感，其他社会救助属于政府的无偿援助行为，可能给老年人带来一定影响和心理负担。[①]

表 4-13　　　　　　　　　**正式社会支持对老年人抑郁程度的影响**

	（1） 抑郁程度	（2） 抑郁程度	（3） 抑郁程度
养老保险	0.134 *** (0.018)	0.129 *** (0.019)	0.101 *** (0.019)

---

① 这属于作者提供的一种可能解释。

续表

	（1） 抑郁程度	（2） 抑郁程度	（3） 抑郁程度
医疗保险		0.063*	0.072**
		（0.033）	（0.033）
其他社会救助			−0.625***
			（0.025）
性别	0.361***	0.360***	0.382***
	（0.018）	（0.018）	（0.019）
年龄	−0.011***	−0.010***	−0.006***
	（0.0009）	（0.0009）	（0.0009）
城镇	0.159***	0.160***	0.184***
	（0.019）	（0.019）	（0.020）
已婚	5.020	5.029	4.191
	（187.5）	（187.5）	（86.28）
分居	4.517	4.529	3.660
	（187.5）	（187.5）	（86.28）
离婚	4.689	4.702	3.878
	（187.5）	（187.5）	（86.28）
丧偶	4.795	4.806	3.999
	（187.5）	（187.5）	（86.28）
同居	4.387	4.394	3.632
	（187.5）	（187.5）	（86.28）
未婚			
收入	−0.094***	−0.094***	−0.094***
	（0.015）	（0.015）	（0.015）

续表

	（1） 抑郁程度	（2） 抑郁程度	（3） 抑郁程度
_cons	−4.431 （187.5）	−4.498 （187.5）	−3.826 （86.28）
N	9785	9785	9785
R^2	0.032	0.032	0.055

控制变量包括年龄、城镇、收入均在 $P<0.01$ 的显著水平上对老年人抑郁程度起作用，其中年龄和收入为负向影响，城镇为正向影响。较为年长的老年人抑郁倾向较大，主要是由于随年龄增长，老年人面临死亡的心理压力较大，故而易产生抑郁心理。城镇老年人抑郁程度较低，主要是因为农村老年人抑郁原因主要源于生理健康，而城镇老年人不仅受到生理健康因素的影响，同时还有社会经济方面压力的影响。收入较高的老年人抑郁程度较高，可能是因为其工作压力及强度高于收入较低的人。其他控制变量包括已婚、分居、离婚、丧偶、同居对老年人抑郁程度的影响皆为正向影响，但在总样本回归中并不显著。

通过表4-14可以看出，养老保险、医疗保险和其他社会救助均在 $P<0.1$ 的显著水平上对老年人认知状况起作用，其中养老保险和医疗保险为正向影响，其他社会救助为负向影响。原因与上文大体一致，此处不再赘述。

表4-14　　　　　　　**正式社会支持对老年人认知程度的影响**

	（4） 认知程度	（5） 认知程度	（6） 认知程度
养老保险	0.132 *** （0.016）	0.119 *** （0.016）	0.079 *** （0.016）
医疗保险		0.166 *** （0.027）	0.188 *** （0.027）
其他社会救助			−0.890 *** （0.0218）

续表

	（4） 认知程度	（5） 认知程度	（6） 认知程度
性别	0.314*** （0.016）	0.312*** （0.015）	0.345*** （0.015）
年龄	−0.023*** （0.001）	−0.023*** （0.001）	−0.018*** （0.001）
城镇	0.474*** （0.017）	0.477*** （0.017）	0.525*** （0.018）
已婚	6.221 （126.8）	6.246 （126.8）	5.475 （98.45）
分居	5.898 （126.8）	5.928 （126.8）	5.114 （98.45）
离婚	6.072 （126.8）	6.110 （126.8）	5.366 （98.45）
丧偶	6.058 （126.8）	6.088 （126.8）	5.363 （98.45）
同居	5.904 （126.8）	5.924 （126.8）	5.270 （98.45）
未婚			
收入	−0.121*** （0.013）	−0.121*** （0.013）	−0.122*** （0.013）
_cons	3.822*** （0.149）	3.602*** （0.153）	3.504*** （0.145）
N	9785	9785	9785
R^2	0.115	0.118	0.204

控制变量中，性别、年龄、城镇、收入均在 $P<0.01$ 的显著水平上对老年人认知程度起作用，其中性别和城镇起正向影响，年龄和收入起反向作用。男性老年人认知程度优于女性老年人认知程度，主要是由于传统思想的影响，上一代男

性受教育水平较高于女性，故而对其认知程度产生影响。城镇老年人认知程度优于农村老年人认知程度，这是因为城镇经济发展水平较好，其受教育水平及医疗水平均高于农村老年人，有益于城镇老年人对心理健康的了解与认知。年龄较大的老年人对心理疾病的认知状态较差，这主要是因为年纪大的老年人对心理疾病的知识接触较少，不利于其认知。收入水平越高的老年人对心理疾病的认知状态较差，其更注重生理健康而容易忽视心理健康。已婚、分居、离婚、丧偶、同居对老年人认知程度皆为正向影响，但在该回归中不显著。

三、分样本的回归分析

（一）正式社会支持对城乡老年人心理的影响分析

通过表4-15可以看出，养老保险、医疗保险和其他社会救助均在$P<0.1$的显著水平上对农村和城镇老年人抑郁程度方面起作用，其中养老保险和医疗保险为正向影响，其他社会救助为负向影响。养老保险和医疗保险使得老年人获得生活保障、健康保障和安心感，其他社会救助属于无偿援助行为，给老年人尊严带来一定影响和心理负担。

表4-15　　正式社会支持对城乡老年人抑郁程度的影响（区分城乡）

城镇样本				农村样本			
抑郁程度	Coef.	Std. Err.	Z	抑郁程度	Coef.	Std. Err.	Z
养老保险	0.077	0.023	3.39***	养老保险	0.212	0.036	5.93***
医疗保险	0.067	0.039	1.69*	医疗保险	0.107	0.057	1.84*
其他社会救助	-0.449	0.030	-14.78***	其他社会救助	-0.914	0.045	-20.4***
年龄	-0.007	0.001	-6.56	年龄	0.001	0.001	1.06
城镇	0	(omitted)		城镇	0	(omitted)	
已婚	0.260	0.111	2.34	已婚	4.449	184.092	0.02
分居	-0.388	0.236	-1.64	分居	4.335	184.092	0.02
离婚	0.016	0.179	0.09	离婚	4.207	184.092	0.02

续表

城 镇 样 本			农 村 样 本		
丧偶	−0.076	0.115	−0.66	丧偶	4.277	184.092	0.02
同居	−0.147	0.359	−0.41	同居	3.588	184.093	0.02
未婚	0	（omitted）		未婚	4.258	184.092	0.02
_cons	0.352	0.134	2.63	_cons	−4.261	184.092	−0.02

从老年人抑郁程度进行分析，就城镇老年人而言，控制变量中年龄、分居、丧偶、同居对老年人抑郁程度起负向作用；已婚、离婚对老年人抑郁程度起正向作用；城镇与未婚因共线性被删除。对农村老年人而言，控制变量包括年龄、已婚、分居、离婚、丧偶、同居、未婚皆对老年人抑郁程度产生正向影响；城镇因共线性被删除。所有控制变量在农村样本回归或城镇样本回归中皆不显著。

通过表 4-16 可以看出，养老保险和其他社会救助在 $P<0.01$ 的显著水平上对城镇老年人认知程度产生影响，其中前者为正向影响，后者为负向影响，说明养老保险使得城镇老年人获得健康保障和安心感，促进积极认知。其他社会救助使得城镇老年人认知状况变差，获得社会补助的老年人一般身体状况本身较差。其他社会救助在 $P<0.01$ 的显著水平上对农村老年人产生负向影响，说明其他社会救助使得农村老年人认知状况变差，获得社会救助的老年人一般身体状况本身较差。

表 4-16　　　正式社会支持对城乡老年人认知程度的影响（区分城乡）

农 村 样 本				城 镇 样 本			
认知程度	Coef.	Std. Err.	Z	认知程度	Coef.	Std. Err.	Z
养老保险	0.026	0.032	0.84	养老保险	0.176	0.059	2.96***
医疗保险	0.224	0.050	4.43	医疗保险	0.120	0.094	1.27
其他社会救助	−1.117	0.034	−33.17***	其他社会救助	−2.126	0.059	−36***
年龄	−0.014	0.001	−9.29***	年龄	0.003	0.003	1.22
城镇	0	（omitted）		城镇	0	（omitted）	
已婚	0.253	0.133	1.91	已婚	4.649	106.419	0.04
分居	0.157	0.308	0.51	分居	0	（omitted）	

续表

农 村 样 本				城 镇 样 本			
离婚	0.659	0.284	2.32	离婚	4.683	106.419	0.04
丧偶	0.089	0.137	0.65	丧偶	4.555	106.419	0.04
同居	0	（omitted）		同居	4.103	106.420	0.04
未婚	0	（omitted）		未婚	4.070	106.419	0.04
_cons	1.913	0.166	11.51	_cons	−2.932	106.419	−0.03

此外，农村老年人年纪越大，认知状况越差，这与身体机能退化有关。城镇老年人反之，但并不显著。对农村老年人而言，控制变量中已婚、分居、离婚、丧偶皆对老年人认知程度起正向作用；对城镇老年人而言，已婚、离婚、丧偶、同居、未婚同样对老年人认知程度起正向影响。以上控制变量在两项样本回归中皆为不显著。

（二）区分老年人是否贫困的分析

本书根据国家贫困线即 2010 年不变价 2300 元的标准，计算和划分研究年度的贫困和非贫困人口，进行分样本回归分析。由表 4-17 可知，对于非贫困样本，养老保险、医疗保险和其他社会救助均在 $P<0.01$ 的显著水平上起作用，其中养老保险和医疗保险为正向影响，其他社会救助为负向影响。

表 4-17　正式社会支持对贫困与非贫困老年人抑郁程度的影响（区分是否贫困）

贫 困 样 本				非 贫 困 样 本			
抑郁程度	Coef.	Std. Err.	Z	抑郁程度	Coef.	Std. Err.	Z
养老保险	0.162	0.119	1.36	养老保险	0.112	0.019	5.77***
医疗保险	−0.08	0.215	−0.46	医疗保险	0.090	0.033	2.74***
其他社会救助	0.043	0.156	0.27	其他社会救助	−0.619	0.025	−24.32***
年龄	−0.017	0.006	−2.82	年龄	−0.004	0.001	−4.14
城镇	0.269	0.150	1.79	城镇	0.173	0.020	8.63
已婚	−0.699	0.687	−1.02	已婚	4.610	144.904	0.03

续表

贫 困 样 本				非贫困样本			
分居	−1.582	0.967	−1.64	分居	4.161	144.904	0.03
离婚	0	（omitted）		离婚	4.354	144.904	0.03
丧偶	−1.334	0.702	−1.9	丧偶	4.330	144.904	0.03
同居	0	（omitted）		同居	4.073	144.904	0.03
未婚	0	（omitted）		未婚	4.352	144.904	0.03
_cons	1.857	0.823	2.26	_cons	−4.222	144.904	−0.03

对贫困老年人而言，控制变量包括年龄、已婚、分居、丧偶，对老年人抑郁程度皆起反向作用；城镇对抑郁程度起正向作用。对非贫困老年人而言，年龄对抑郁程度起反向作用；城镇、已婚、分居、离婚、丧偶、同居、未婚皆对老年人抑郁程度起正向作用。以上控制变量皆在两项样本回归中不显著。

由表4-18可知，其他社会救助反而提升了贫困老年人的认知状况，对非贫困老年人反之。对贫困老年人而言，拥有转移支付为他们提供复健机会、社交活动机会或学习机会等。但是对非贫困老年人而言，其不缺乏经济支持，社会转移支付给其尊严、面子问题带来负担。医疗保险、养老保险起促进作用。

表4-18　正式社会支持对贫困与非贫困老年人认知程度的影响（区分是否贫困）

贫 困 样 本				非贫困样本			
认知程度	Coef.	Std. Err.	Z	认知程度	Coef.	Std. Err.	Z
养老保险	0.084	0.199	0.42	养老保险	0.052	0.028	1.86
医疗保险	−0.009	0.362	−0.02	医疗保险	0.211	0.044	4.77***
其他社会救助	0.489	0.294	1.66*	其他社会救助	−1.426	0.028	−49.64***
年龄	−0.034	0.012	−2.95	年龄	−0.008	0.001	−6.62
城镇	0.419	0.322	1.3	城镇	0.162	0.039	5.33
已婚	−0.164	0.282	−0.58	已婚	4.912	85.751	0.06
分居	0	（omitted）		分居	4.929	85.751	0.06
离婚	0	（omitted）		离婚	5.099	85.751	0.06

续表

贫 困 样 本				非贫困样本			
丧偶	0	（omitted）		丧偶	4.752	85.755	0.06
同居	0	（omitted）		同居	5.123	85.752	0.06
未婚	0	（omitted）		未婚	4.644	85.751	0.05
_cons	3.808	0.961	3.96	_cons	−2.996	85.751	−0.03

对贫困老年人而言，年龄、已婚对老年人认知程度起反向影响；城镇对老年人认知程度起正向作用，城镇老年人对心理健康的了解较多。对非贫困老年人而言，年龄对老年人认知程度起反向影响，年龄较大的老年人身体机能退化，影响其认知水平；城镇、已婚、分居、离婚、丧偶、同居、未婚对认知程度起正向影响。以上控制变量在两项样本回归中不显著。

四、社区环境的调节作用

（一）正式社会支持对老年人抑郁程度的影响：社区环境的调节作用

从表 4-19 可以看出正式社会支持对抑郁程度的影响，并引入了正式社会支持与社区环境中基础设施指数的交互项，本书重点关注交互项系数的符号和显著性。在总体样本中，基础设施指数与养老保险的交互项、基础设施指数与其他社会救助的交互项均不显著，但基础设施指数与医疗保险的交互项是显著的（$P<0.01$），且系数为正。这说明，对于有医疗保险的老年人来说，基础设施指数越高，老年人越倾向于不抑郁。可能的原因是，在基础设施较好的社区，老年人的身心更加愉悦，抑郁的概率会降低。

表 4-19　　**正式社会支持对抑郁程度的影响（基础设施的调节作用）**

	总体样本 抑郁程度	城镇样本 抑郁程度	农村样本 抑郁程度
养老保险	0.079	0.279	0.069
	（0.053）	（0.18）	（0.056）

续表

	总体样本 抑郁程度	城镇样本 抑郁程度	农村样本 抑郁程度
医疗保险	0.072	0.102	0.069
	(0.058)	(0.18)	(0.060)
其他社会救助	−0.576***	−0.562**	−0.620***
	(0.071)	(0.260)	(0.075)
养老保险＊基础设施	−0.001	−0.015	−0.002
	(0.009)	(0.028)	(0.010)
医疗保险＊基础设施	0.028***	0.048**	0.026***
	(0.008)	(0.024)	(0.009)
其他社会救助＊基础设施	0.015	−0.039	0.032
	(0.012)	(0.039)	(0.023)
控制变量	控制	控制	控制
_cons	0.108	0.378	0.123
	(0.131)	(0.511)	(0.136)
N	9785	3538	6247
R^2	0.015	0.014	0.015

在城镇样本中，基础设施指数与养老保险的交互项、基础设施指数与其他社会救助的交互项均不显著，但基础设施指数与医疗保险的交互项是显著的（$P<0.01$），且系数为正。这说明，对于有医疗保险的城镇老年人，基础设施指数越高，城镇老年人越倾向于不抑郁。可能的原因同上，即在基础设施较好的城镇社区，城镇老年人的身心更加愉悦，抑郁的概率会降低。

在农村样本中，社区环境中基础设施指数与养老保险的交互项、基础设施指数与其他社会救助的交互项均不显著，但基础设施指数与医疗保险的交互项是显著的（$P<0.01$），且系数为正。这说明，对于有医疗保险的农村老年人来说，基础设施指数越高，农村老年人越不容易抑郁。可能的原因同上，即在基础设施较

好的农村社区，农村老年人的身心更加愉悦，抑郁的概率会降低。

　　表4-20报告了正式社会支持对抑郁程度的影响，并引入了正式社会支持与社区环境中活动场所指数的交互项，本书重点关注交互项系数的符号和显著性。在总体样本中，活动场所指数与养老保险的交互项、活动场所指数与医疗保险的交互项和活动场所指数与其他社会救助的交互项均显著，其中活动场所指数与养老保险的交互项、活动场所指数与医疗保险的交互项的系数为正，活动场所指数与其他社会救助的交互项的系数为负。这说明，对于有养老保险或医疗保险的老年人来说，活动场所指数越高，老年人越不容易陷入抑郁。可能的原因是，在活动场所较好的社区，拥有养老保险或医疗保险的老年人的身心会更加愉悦，抑郁的概率会降低。然而，对于有其他社会救助（如低保）的老年人来说，活动场所指数越高，老年人越倾向于抑郁。可能的原因是，在活动场所较好的社区，拥有其他社会救助的老年人相对较少，而在这一类社区中，如果拥有其他社会救助，可能会遭受他人的歧视，因此老年人更容易陷入抑郁。

表4-20　　　　正式社会支持对抑郁程度的影响（活动场所的调节作用）

	总体样本 抑郁程度	城镇样本 抑郁程度	农村样本 抑郁程度
养老保险	0.039	0.150*	0.033
	(0.032)	(0.083)	(0.037)
医疗保险	0.016	-0.018	0.030
	(0.041)	(0.088)	(0.048)
其他社会救助	-0.469***	-0.776***	-0.496***
	(0.043)	(0.111)	(0.050)
养老保险*活动场所	0.007**	0.003	0.005
	(0.003)	(0.006)	(0.004)
医疗保险*活动场所	0.007**	0.009*	0.003
	(0.003)	(0.005)	(0.004)

续表

	总体样本 抑郁程度	城镇样本 抑郁程度	农村样本 抑郁程度
其他社会救助＊活动场所	-0.019^{***}	-0.013^{*}	0.002
	(0.004)	(0.008)	(0.006)
控制变量	控制	控制	控制
_cons	-0.030	-0.138	0.107
	(0.124)	(0.344)	(0.136)
N	9785	3538	6247
R^2	0.016	0.015	0.016

在城镇样本中，活动场所指数与养老保险的交互项不显著，但活动场所指数与医疗保险的交互项、活动场所与其他社会补助的交互项是显著的，其中前者的系数是正，后者的系数为负。这说明，对于有医疗保险的城镇老年人，活动场所指数越高，城镇老年人越倾向于不抑郁。可能的原因是，在活动场所较好的社区，拥有医疗保险的老年人的身心更加愉悦，抑郁的概率会降低。然而，对于有其他社会救助（如低保）的城镇老年人，活动场所指数越高，城镇老年人越可能陷入抑郁。可能的原因是，在活动场所较好的城镇社区，拥有其他社会救助的老年人相对较少，而在这一类社区中，如果拥有其他社会救助，可能会遭受他人的歧视，因此城镇老年人更容易陷入抑郁。

在农村样本中，活动场所指数与养老保险的交互项、活动场所指数与医疗保险的交互项、活动场所指数与其他社会救助的交互项均不显著。

表4-21报告了正式社会支持对抑郁程度的影响，并引入了正式社会支持与社区环境中医疗机构指数的交互项，本书重点关注交互项系数的符号和显著性。在总体样本中，医疗机构指数与养老保险的交互项、医疗机构指数与医疗保险的交互项不显著，但是医疗机构指数与其他社会救助的交互项显著（$P<0.1$），且系数为负。这说明，拥有其他社会救助（如低保）的老年人，医疗机构就医越方便，越容易陷入抑郁。可能的原因是，在医疗机构就医方便的社区，拥有其他社会救助的老年人相对较少，而在这一类社区中，如果拥有其他社会救助，可能会

遭受他人的歧视，因此老年人更容易陷入抑郁。

表 4-21　　正式社会支持对抑郁程度的影响（医疗机构的调节作用）

	总体样本 抑郁程度	城镇样本 抑郁程度	农村样本 抑郁程度
养老保险	0.070**	0.116**	0.086*
	(0.033)	(0.058)	(0.044)
医疗保险	0.074*	0.116	0.045
	(0.041)	(0.071)	(0.051)
其他社会救助	−0.565***	−0.891***	−0.458***
	(0.043)	(0.072)	(0.057)
养老保险 * 医疗机构	0.015	0.0337*	−0.009
	(0.014)	(0.019)	(0.019)
医疗保险 * 医疗机构	−0.001	−0.007	0.004
	(0.012)	(0.017)	(0.017)
其他社会救助 * 医疗机构	−0.030*	−0.017	−0.011
	(0.017)	(0.024)	(0.026)
控制变量	控制	控制	控制
_cons	−0.049	−0.212	0.120
	(0.123)	(0.337)	(0.135)
N	9785	3538	6247
R^2	0.015	0.015	0.015

在城镇样本中，医疗机构指数与医疗保险的交互项、医疗机构指数与其他社会救助的交互项不显著，但是医疗机构指数与养老保险的交互项是显著的（$P<0.1$），且系数为正。这说明，医疗机构就医越方便，拥有养老保险的城镇老年人越不容易陷入抑郁。

在农村样本中，医疗机构指数与养老保险的交互项、医疗机构指数与医疗保险的交互项、医疗机构指数与其他社会救助的交互项均不显著。

(二) 正式社会支持对老年人认知程度的影响：社区环境的调节作用

从表4-22中可以看出正式社会支持对认知程度（得分越高，认知程度越高）的影响，并引入了正式社会支持与社区环境中基础设施指数的交互项，本书重点关注交互项系数的符号和显著性。在总体样本中，基础设施指数与其他社会救助的交互项不显著，但基础设施指数与养老保险的交互项、基础设施指数与医疗保险的交互项是显著的（$P<0.01$），且系数为正。这说明，对于有养老保险或医疗保险的老年人，基础设施指数越高，老年人的认知程度越高。可能的原因是，基础设施较好的社区，老年人的身心更加愉悦，认知程度更高。

表4-22　　　正式社会支持对认知程度的影响（基础设施的调节作用）

	总体样本 认知程度	城镇样本 认知程度	农村样本 认知程度
养老保险	0.095	0.180	−0.111*
	(0.063)	(0.206)	(0.067)
医疗保险	0.091	0.031	0.111
	(0.069)	(0.212)	(0.073)
其他社会救助	−1.144***	−1.385***	−1.208***
	(0.084)	(0.287)	(0.089)
养老保险*基础设施	0.031***	−0.001	0.0323**
	(0.011)	(0.031)	(0.012)
医疗保险*基础设施	0.054***	0.056**	0.053***
	(0.010)	(0.027)	(0.011)
其他社会救助*基础设施	0.006	−0.068	0.036
	(0.0152)	(0.043)	(0.036)
控制变量	控制	控制	控制
_cons	3.769***	4.314***	3.791***
	(0.158)	(0.556)	(0.165)
N	9785	3538	6247
R^2	0.182	0.248	0.174

在城镇样本中，基础设施指数与养老保险的交互项、基础设施指数与其他社会救助的交互项均不显著，但基础设施指数与医疗保险的交互项是显著的（$P<0.05$），且系数为正。这说明，对于有医疗保险的城镇老年人，基础设施指数越高，城镇老年人的认知程度越高。可能的原因是，基础设施较好的城镇社区，老年人的身心更加愉悦，认知程度更高。

在农村样本中，基础设施指数与其他社会救助的交互项不显著，但基础设施指数与养老保险的交互项、基础设施指数与医疗保险的交互项是显著的（$P<0.01$），且系数为正。这说明，对于有养老保险或医疗保险的农村老年人，基础设施指数越高，农村老年人的认知程度越高。可能的原因是，基础设施较好的农村社区，老年人的身心更加愉悦，认知程度更高。

表 4-23 报告了正式社会支持对认知程度（得分越高，认知程度越高）的影响，并引入了正式社会支持与社区环境中活动场所指数的交互项，本书重点关注交互项系数的符号和显著性。在总体样本中，活动场所指数与养老保险的交互项、活动场所指数与医疗保险的交互项和活动场所指数与其他社会救助的交互项是显著的（$P<0.01$），其中前两项的系数为正，第三项的系数为负。这说明，对于有养老保险或医疗保险的老年人来说，活动场所指数越高，老年人的认知程度越高。可能的原因是，在活动场所较好的社区，老年人的身心更加愉悦，认知程度更高。然而，对于拥有其他社会救助（如低保）的老年人来说，活动场所指数越高，认知程度越低。可能的原因是，在活动场所指数高的社区，拥有其他社会救助的老年人相对较少，而在这一类社区，如果拥有其他社会救助，可能会遭受他人的歧视，因此老年人的认知程度较低。

表 4-23　　正式社会支持对认知程度的影响（活动场所的调节作用）

	总体样本 认知程度	城镇样本 认知程度	农村样本 认知程度
养老保险	−0.033 (0.038)	0.138 (0.088)	−0.046 (0.045)
医疗保险	0.119** (0.048)	−0.059 (0.093)	0.228*** (0.058)

续表

	总体样本认知程度	城镇样本认知程度	农村样本认知程度
其他社会救助	-1.019***	-1.833***	-1.037***
	(0.051)	(0.117)	(0.060)
养老保险 * 活动场所	0.015***	0.005	0.016***
	(0.004)	(0.006)	(0.005)
医疗保险 * 活动场所	0.022***	0.018***	0.020***
	(0.003)	(0.005)	(0.005)
其他社会救助 * 活动场所	-0.048***	-0.027***	-0.002
	(0.005)	(0.008)	(0.007)
控制变量	控制	控制	控制
_cons	3.572***	3.750***	3.799***
	(0.145)	(0.347)	(0.165)
N	9785	3538	6247
R^2	0.213	0.297	0.170

在城镇样本中，活动场所指数与养老保险的交互项不显著，但活动场所指数与医疗保险的交互项、活动场所指数与其他社会救助的交互项是显著的（$P <$ 0.01），其中前者的系数为正，后者的系数为负。这说明，对于有医疗保险的城镇老年人来说，活动场所指数越高，城镇老年人的认知程度越高。可能的原因是，在活动场所较好的城镇社区，老年人的身心更加愉悦，认知程度更高。然而，拥有其他社会救助（如低保）的城镇老年人，活动场所指数越高，城镇老年人的认知程度越低。可能的原因是，在活动场所指数高的城镇社区，拥有其他社会救助的老年人相对较少，而在这一类社区，如果拥有其他社会救助，可能会遭受他人的歧视，因此城镇老年人的认知程度较低。

在农村样本中，活动场所指数与其他社会救助的交互项不显著，但活动场所指数与养老保险的交互项、活动场所指数与医疗保险的交互项是显著的（$P <$

0.01），且系数为正。这说明，对于有养老保险或医疗保险的农村老年人，活动场所指数越高，农村老年人的认知程度越高。可能的原因是，在活动场所较好的农村社区，老年人的身心更加愉悦，认知程度更高。

表 4-24 报告了正式社会支持对认知程度（得分越高，认知程度越高）的影响，并引入了正式社会支持与社区环境中医疗机构指数的交互项，本书重点关注交互项系数的符号和显著性。在总体样本中，医疗机构指数与医疗保险的交互项不显著，但医疗机构指数与养老保险的交互项和医疗机构指数与其他社会救助的交互项是显著的，其中前者系数为正，后者系数为负。这说明，对于有养老保险的老年人来说，医疗机构指数越高，老年人的认知程度越高。可能的原因是，在医疗机构较好的社区，老年人的身心更加愉悦，认知程度更高。然而，拥有其他社会救助（如低保）的老年人，医疗机构指数越高，认知程度越低。可能的原因是，在医疗机构指数高的社区，拥有其他社会救助的老年人相对较少，而在这一类社区中，如果拥有其他社会救助，可能会遭受他人的歧视，因此老年人的认知程度较低。

表 4-24　　**正式社会支持对认知程度的影响（医疗机构的调节作用）**

	总体样本 认知程度	城镇样本 认知程度	农村样本 认知程度
养老保险	−0.010 （0.039）	0.122 ** （0.060）	−0.045 （0.053）
医疗保险	0.292 *** （0.048）	0.200 *** （0.075）	0.319 *** （0.062）
其他社会救助	−1.328 *** （0.050）	−2.209 *** （0.076）	−1.01 *** （0.069）
养老保险＊医疗机构	0.052 *** （0.016）	0.036 * （0.020）	0.056 ** （0.024）
医疗保险＊医疗机构	0.004 （0.014）	−0.016 （0.018）	0.019 （0.021）
其他社会救助＊医疗机构	−0.039 * （0.020）	0.022 （0.025）	−0.013 （0.031）

续表

控制变量	总体样本 认知程度	城镇样本 认知程度	农村样本 认知程度
	控制	控制	控制
_cons	3.508***	3.706***	3.794***
	(0.145)	(0.340)	(0.164)
N	9785	3538	6247
R^2	0.205	0.291	0.165

在城镇样本中，医疗机构指数与医疗保险的交互项、医疗机构指数与其他社会救助的交互项不显著，但医疗机构指数与养老保险的交互项是显著的（$P <$ 0.1），且系数为正。这说明，对于有养老保险的城镇老年人来说，医疗机构指数越高，城镇老年人的认知程度越高。可能的原因是，在医疗机构较好的城镇社区，老年人的身心更加愉悦，认知程度更高。

在农村样本中，医疗机构指数与医疗保险的交互项、医疗机构指数与其他社会救助的交互项不显著，但医疗机构指数与养老保险的交互项是显著的（$P <$ 0.1），且系数为正。这说明，对于有养老保险的农村老年人来说，医疗机构指数越高，农村老年人的认知程度越高。可能的原因是，在医疗机构较好的农村社区，老年人的身心更加愉悦，认知程度更高。

第四节　小结与讨论

本章通过对在不同社区环境下正式社会支持对老年人健康状况的影响的实证分析，得出如下基本发现：

一、正式社会支持对老年人自评健康有显著影响

总体来看，养老保险和其他社会补助能改善老年人的自评健康状况，但是医疗保险对老年人自评健康的影响为负。具体如下：

有养老保险的老年人自评健康状况较好（$P < 0.01$）。对于退休的老年人来说，有养老保险相当于拥有一份养老金，养老金的有无在一定程度上决定他们的

可支配收入，一方面可以给其带来安心感和生活保障，另一方面，更多的可支配收入可扩大活动范围，在这一范围内的种种积极行为可以促进老年人对自身健康程度的正向评价。当加入医疗保险变量后，养老保险仍然对因变量起显著正向作用，但有医疗保险的老年人自评健康程度较差，可能的原因在于医疗保险存在选择效应。在 Cutler 等（2007）观点的基础上可以理解为，购买医保的老年人风险厌恶程度较高，自认为身体健康较差，从而更有可能做出减少损失或降低风险的行为，如常去看病、就医。加入其他社会救助变量后，其与养老保险的促进作用和原因大体一致，即养老保险和其他社会救助对老年人自评健康的影响仍然为正，医疗保险对老年人自评健康的影响仍为负。分样本回归显示，上述结论仍然成立。

二、正式社会支持对老年人慢性病数量同样有显著影响

总体来看，养老保险和其他社会补助会使得老年人的慢性病数量减少，而医疗保险反而会使得老年人的慢性病数量增加，具体如下：

从客观角度对慢性病数量进行回归分析后，本书发现养老保险与其他社会救助对慢性病数量变量起负向影响，医疗保险反之。拥有养老保险和其他社会救助即代表老年人退休后，除了经济状况能得到一定保障外，心理状态也能因人力、物力的帮助而得到改善，从而使其拥有更多机会进行健康活动并形成积极生活态度。拥有医疗保险的老年人慢性病数量越多，可能是因为医疗保险的道德风险问题，老年人因为拥有医疗保障而减少了健康行为和预防行为，间接导致疾病积累。分样本回归显示，上述结论仍然成立。

三、正式社会支持对老年人抑郁程度有显著影响

总体来看，养老保险和医疗保险可以改善老年人的抑郁状况，而其他社会救助反而会恶化老年人的抑郁状况，具体如下：

养老保险、医疗保险和其他社会救助均在 $P<0.1$ 的显著水平上对老年人抑郁程度起作用，其中养老保险和医疗保险为正向影响，即养老保险和医疗保险使得老年人更加不抑郁；其他社会救助为负向影响。养老保险和医疗保险使得老年人获得生活保障、健康保障和安心感，其他社会救助属于无偿援助行为，可能给老年人带来一定影响和心理负担。分样本回归显示，上述结论仍然成立。

四、正式社会支持对老年人认知程度同样有显著影响

总体来看，养老保险和医疗保险可以提升老年人的认知，而其他社会救助反而不能提升老年人的认知，具体如下：

养老保险、医疗保险和其他社会救助均在 $P<0.1$ 的显著水平上对老年人认知状况（得分越高，认知程度越好）起作用，其中养老保险和医疗保险为正向影响，其他社会救助为负向影响。原因可能与上文所述大体一致。分样本回归显示，上述结论仍然成立。

五、社区环境具有较明显的调节作用

本书将社区环境分为基础设施、活动场所和医疗机构三类。分析正式社会支持对老年人自评健康的影响时，引入社区环境与正式社会支持的交互项，基础设施指数与医疗保险的交互项以及活动场所指数与医疗保险的交互项是显著的，且系数为负。这说明对于有医疗保险的老年人来说，基础设施指数或活动场所指数越高，老年人的自评健康越差。可能的原因是，在基础设施或活动场所越好的社区，老年人之间的信息沟通越多，身体状况不好的老年人会购买或参加医疗保险，而医疗保险在短时间内并不会达到促进老年人自评健康的作用。

分析正式社会支持对老年人慢性病数量的影响时，引入社区环境与正式社会支持的交互项，基础设施指数与医疗保险的交互项以及活动场所指数与医疗保险的交互项是显著的，且系数为负。这说明，更好的基础设施或活动场所能够显著地减少拥有医疗保险的老年人的慢性病数量。可能的原因是，基础设施或活动场所越好的社区意味着更好的生活条件和更高的生活水平，生活在这类社区的老年人拥有更高质量的医疗保险，从而更积极地作用于老年人慢性病数量的减少。

分析正式社会支持对老年人抑郁程度的影响时，引入社区环境与正式社会支持的交互项。第一，基础设施指数与医疗保险的交互项是显著的，且系数为正。这说明，对于有医疗保险的老年人来说，基础设施指数越高，老年人越倾向于不抑郁。可能的原因是，在基础设施较好的社区，老年人的身心更加愉悦，抑郁的概率会降低。第二，活动场所指数与养老保险的交互项、活动场所指数与医疗保险的交互项的系数为正，活动场所指数与其他社会救助的交互项的系数为负。这说明，对于有养老保险或医疗保险的老年人来说，活动场所指数越高，老年人越

倾向于不抑郁。可能的原因是，在活动场所较好的社区，拥有养老保险或医疗保险的老年人的身心更加愉悦，抑郁的概率会降低。然而，对于有其他社会救助（如低保）的老年人来说，活动场所指数越高，老年人越倾向于抑郁。可能的原因是，在活动场所较好的社区，拥有其他社会救助的老年人相对较少，而在这一类社区，如果拥有其他社会救助，可能会遭受他人的歧视，因此老年人更倾向于抑郁。第三，医疗机构指数与其他社会救助的交互项显著，且系数为负。这说明，拥有其他社会救助（如低保）的老年人，医疗机构就医越方便，老年人越倾向于抑郁。可能的原因是，在就医方便的社区，拥有其他社会救助的老年人相对较少，而在这一类社区，如果拥有其他社会救助，可能会遭受他人的歧视，因此老年人更倾向于抑郁。

分析正式社会支持对老年人认知程度的影响时，引入社区环境与正式社会支持的交互项。第一，基础设施指数与养老保险的交互项、基础设施指数与医疗保险的交互项是显著的，且系数为正。这说明，对于有养老保险或医疗保险的老年人来说，基础设施指数越高，老年人的认知程度越高。可能的原因是，在基础设施较好的社区，老年人的身心更加愉悦，认知程度更高。第二，活动场所指数与养老保险的交互项、活动场所指数与医疗保险的交互项和活动场所指数与其他社会救助的交互项是显著的，其中前两项的系数为正，第三项的系数为负。这说明，对于有养老保险或医疗保险的老年人，活动场所指数越高，老年人的认知程度越高。可能的原因是，在活动场所较好的社区，老年人的身心更加愉悦，认知程度更高。然而，对于拥有其他社会救助（如低保）的老年人，活动场所指数越高，老年人的认知程度越低。可能的原因是，在活动场所指数高的社区，拥有其他社会救助的老年人相对较少，而在这一类社区中，如果拥有其他社会救助，可能会遭受他人的歧视，因此老年人的认知程度较低。第三，医疗机构指数与养老保险的交互项和医疗机构指数与其他社会救助的交互项是显著的，其中前者系数为正，后者系数为负。这说明，对于有养老保险的老年人来说，医疗机构指数越高，老年人的认知程度越高。可能的原因是，在医疗机构较好的社区，老年人的身心更加愉悦，认知程度更高。然而，对于拥有其他社会救助（如低保）的老年人，医疗机构指数越高，老年人的认知程度越低。可能的原因是，在医疗机构指数高的社区，拥有其他社会救助的老年人相对较少，而在这一类社区，如果拥有其他社会救助，可能会遭受他人的歧视，因此老年人的认知程度较低。

第五章　不同社区环境下非正式社会支持
　　与老年人健康的实证分析

　　上一章主要分析了在不同社区环境下正式社会支持对老年人健康的影响情况，本章分析在不同社区环境下非正式社会支持对老年人健康的影响情况。非正式社会支持对老年人的生理健康和心理健康均存在影响，无论是子女数量、兄弟姐妹数量还是经济支持，都对老年人的健康产生影响。在不同的社区环境下，非正式社会支持对老年人的健康的影响也是不同的。本章首先提出非正式社会支持对老年人健康状况影响的研究假设，并通过建立计量模型来验证分析研究假设，从而得出研究结论。

第一节　研　究　假　设

　　非正式社会支持相对于正式社会支持而言更加具有"情感化"与"差序格局"的特征，主要是指个体基于血缘、地缘以及情感互惠等关系形成的支持体系，主要包括来自家人、亲戚朋友、街坊邻里等主体提供的经济援助、物质帮助、情感慰藉和心理支持。国外的研究发现，当面临生活中的变化时，个体更愿意找亲属求助，亲属也是个体讨论重要问题的关键参与者。同时，亲属还是个体得病时的照顾者，也是就医资金出借者。Schweizer 等（1998）研究发现，亲属提供重大的情感支持和经济支持。而贺寨平（2006）在对我国农村老年人社会支持网络进行研究时发现亲戚朋友则扮演了很重要的心理支持角色。杜旻（2017）提出，在非正式社会支持对老年人心理健康的影响方面，已有研究主要集中在子女的代际支持方面，即测量社会支持网中有无配偶、子女的数量对心理健康状况的影响。

　　基于前文的理论分析以及文献研究，来自家庭、亲族的非正式社会支持成为城乡老年人获取资源与支持的重要渠道，并且在个体经济援助、物资救济、精神慰藉以及心理健康方面发挥了巨大的作用。所以，本书认为非正式社会支持对于我国老年人的健康状况有显著的正向影响，特提出以下研究假设。

假设 1：非正式社会支持能够显著地促进我国老年人生理健康状况的改善。

假设 2：非正式社会支持能够显著地促进我国老年人心理健康状况的改善。

第二节　非正式社会支持对老年人生理健康的影响实证分析

根据上一节提出的非正式社会支持对老年人生理健康影响的研究假设，本节构建计量模型来实证分析非正式社会支持对老年人生理健康的影响。

一、计量模型

本书采用自评健康和慢性病数量来衡量生理健康，当分析非正式社会支持对自评健康的影响时，由于自评健康为定序变量，采用排序回归（Order Probit）模型进行估计；当分析非正式社会支持对慢性病数量的影响时，由于慢性病数量为连续型变量，本书采用最小二乘法（OLS）进行估计，具体方法如下：

（一）有序 Probit 回归模型

设因变量 self-reported health 为有 k 个等级的有序变量：self-reported health = 1，2，$\cdots$，k。$x^T = (x_1, \cdots, x_h)$ 为自变量，包含非正式社会支持、正式社会支持、性别、年龄、婚姻状况、是否居住在城镇等。记 self-reported health 的等级为 j 的概率为 $P(\text{self-reported health} = j|x) = p_j$，$j = 1$，2，$\cdots$，$k$。self-reported health 的累积概率（cumulative probability）是指 self-reported health 落在一个特定点的概率，对结果为类别小于等于 j 时，其累积概率为：

$$P(\text{self-reported health} \leq j|x) = p_1 + p_2 + \cdots + p_j, \quad j = 1, 2, \cdots, k$$

累积概率满足：

$$P(\text{self-reported health} \leq 1) \leq \cdots \leq P(\text{self-reported health} \leq k) = 1$$ 。作 Probit 变换：

$$\frac{P(\text{self-reported health} \leq j)}{1 - P(\text{self-reported health} \leq j)} = \alpha_j + \beta_1 x_1 + \beta_2 x_2 + \cdots + \beta_h x_h$$

（二）线性回归模型

$$Num.\ disease = \beta_{41}\,usocial\ support + \beta_{42}X + \varepsilon$$

其中 Num. disease 代表慢性病数量，为连续型取值，usocial support 代表非正式社会支持，X 为控制变量，包含性别、年龄、婚姻状况、是否居住在城镇等，β_{41} 为非正式社会支持的系数，β_{42} 为控制变量的系数，ε 为残差项。

二、总体样本的回归分析

表 5-1 主要关注"非正式社会支持"变量对老年人自评健康的关系，即呈现的是存活的子女数量、存活的兄弟姐妹的数量、父母经济支持和子女经济支持回归的结果。在加入了各种可能的控制变量后，表 5-1 以 Probit 为基准模型报告了各变量的系数。在第四章中，本书已经证明正式社会支持（养老保险、医疗保险、其他社会救助）对老年人生理健康有显著影响。因而本章在分析中，将正式社会支持作为控制变量引入回归分析中，本章重点分析非正式社会支持对老年人生理健康的影响。

表 5-1　　　　　　　　　非正式社会支持对老年人自评健康的影响

	（1）自评健康	（2）自评健康	（3）自评健康	（4）自评健康
存活的子女数量	0.046***	0.045***	0.045***	0.045***
	(0.011)	(0.011)	(0.011)	(0.011)
存活的兄弟姐妹数量		0.005	0.005	0.005
		(0.007)	(0.007)	(0.007)
父母经济支持			−0.005	−0.005
			(0.009)	(0.009)
子女经济支持				0.005***
				(0.001)
养老保险	0.066**	0.066**	0.066**	0.066**
	(0.029)	(0.029)	(0.029)	(0.029)

	（1）自评健康	（2）自评健康	（3）自评健康	（4）自评健康
医疗保险	−0.175 ***	−0.172 ***	−0.170 ***	−0.170 ***
	（0.051）	（0.052）	（0.051）	（0.052）
其他社会救助	0.600 ***	0.606 ***	0.607 ***	0.061 ***
	（0.043）	（0.043）	（0.043）	（0.043）
性别	−0.153 ***	−0.152 ***	−0.152 ***	−0.152 ***
	（0.029）	（0.029）	（0.029）	（0.029）
年龄	0.009 ***	0.009 ***	0.008 ***	0.009 ***
	（0.002）	（0.002）	（0.001）	（0.002）
城镇	−0.207 ***	−0.205 ***	−0.205 ***	−0.205 ***
	（0.032）	（0.031）	（0.032）	（0.032）
已婚	−0.768 ***	−0.768 ***	−0.768 ***	−0.768 ***
	（0.151）	（0.151）	（0.151）	（0.151）
分居	−0.431 *	−0.430 *	−0.430 *	−0.430 *
	（0.260）	（0.260）	（0.260）	（0.260）
离婚	−0.466 **	−0.464 **	−0.464 **	−0.464 **
	（0.186）	（0.186）	（0.186）	（0.186）
丧偶	−0.784 ***	−0.782 ***	−0.781 ***	−0.781 ***
	（0.155）	（0.155）	（0.155）	（0.155）
同居	−1.100 **	−1.107 **	−1.107 **	−1.107 **
	（0.551）	（0.551）	（0.551）	（0.551）
未婚（参照组）				
收入	−0.089 ***	−0.089 ***	−0.090 ***	−0.090 ***
	（0.019）	（0.019）	（0.019）	（0.019）
控制变量	控制	控制	控制	控制
_cons				
cut1	−1.507 ***	−1.486 ***	−1.487 ***	−1.487 ***
	（0.182）	（0.185）	（0.185）	（0.185）

续表

	（1）自评健康	（2）自评健康	（3）自评健康	（4）自评健康
cut2	-0.993 ***	-0.972 ***	-0.974 ***	-0.974 ***
	(0.182)	(0.184)	(0.184)	(0.184)
cut3	0.331 *	0.352 *	0.351 *	0.351 *
	(0.182)	(0.184)	(0.184)	(0.184)
cut4	1.323 ***	1.344 ***	1.343 ***	1.343 ***
	(0.183)	(0.185)	(0.185)	(0.185)
N	4845	4845	4845	4845
R^2	0.121	0.125	0.125	0.125

从表 5-1 可以看出，若仅考察存活的子女数量的影响效应，存活的子女数量越多，老年人自评健康程度越好（$P<0.01$）。因为存活的子女越多，老年人能够获得更多的照顾，有子女的陪伴，老年人生活得更愉悦，在心理上也更有安全感，因而子女存活数量对老年人自评健康产生正向影响。当加入"存活的兄弟姐妹数量"变量后，存活的子女数量仍然对因变量起显著正向作用，但存活的兄弟姐妹数量对老年人的自评健康没有显著影响。加入"父母的经济支持"变量后，存活的子女数量仍然与老年人的自评健康呈现显著的正相关关系，但父母的经济支持对老年人的自评健康没有显著影响。加入"子女的经济支持"变量后，存活的子女数量仍然与因变量之间呈显著正相关。而且子女的经济支持越多，老年人的自评健康状况越好，因为子女的经济支持一方面可以促进老年人生活水平的提升，另一方面能够为老年人预防和治疗疾病提供经济支持，从而促进老年人对自身健康状况的正向评价。

进一步考虑各种可能的控制变量，表 5-1 的结果显示：性别的系数为负，且在 1% 的显著水平下显著，这说明女性老年人自评健康状况显著优于男性老年人自评健康状况，因为男性在退休前承受比女性更大的工作和生活压力，健康消耗比女性更大，所以退休后的健康状况比女性差；年龄与老年人自评健康状况之间存在显著的正相关关系（$P<0.01$），这说明年龄越大，老年人的自评健康状况越

好，因为随着年龄的增长，老年人远离原有工作和生活压力的时间增加，闲适的生活方式使老年人身心愉悦，从而促进老年人对自评健康状况的正向评价；考虑城镇控制变量时，是否居住在城镇与老年人自评健康在 $P<0.01$ 水平上存在显著负相关关系，这说明农村老年人的自评健康优于居住在城镇的老年人。这是因为农村老年人常年从事体力劳动，并且农村的空气质量更好、生活节奏更慢，这都有利于农村老年人的身体健康。

是否已婚、是否分居、是否离婚、是否丧偶、是否同居与老年人的自评健康状况存在显著的负相关关系。这几个变量都反映了老年人的婚姻状况，已婚和同居的老年人的自评健康状况更差，是因为老年人在与另一半相处的过程中，更容易发生矛盾和争吵，并且也可能存在照料另一半的压力，所以已婚和同居的老年人认为自身的健康状况更差；分居、离婚、丧偶的老年人的自评健康状况更差，因为这类老年人缺少了配偶的陪伴、照顾和情感上的交流，对心理和身体健康都产生了负面影响。收入的系数为负，且在 1% 的水平上显著，这说明收入低的老年人的健康状况更好，因为收入水平高的老年人可能面对着高的工作压力和生活压力，休闲娱乐的时间更少，不利于生理健康。

从表 5-2 可以看出，对慢性病数量进行回归分析后，本书发现存活的子女数量与存活的兄弟姐妹的数量对慢性病数量起正向影响，子女的经济支持反之，父母的经济支持对慢性病数量不存在显著影响。因为子女以及兄弟姐妹的数量越多，抚养子女、帮扶兄弟姐妹的压力更大，需要处理的各种杂事越多，提高了慢性病发生的概率；子女给予经济支持越多，直接提高老年人生活质量，增加了健康投资，患疾病的概率降低。

表 5-2　　　　　　　　　**非正式社会支持对老年人慢性病数量的影响**

	(5) 慢性病数量	(6) 慢性病数量	(7) 慢性病数量	(8) 慢性病数量
存活的子女数量	0.041 *** (0.010)	0.041 *** (0.010)	0.040 *** (0.010)	0.041 *** (0.010)
存活的兄弟姐妹数量		0.031 *** (0.006)	0.031 *** (0.006)	0.031 *** (0.006)

续表

	（5）慢性病数量	（6）慢性病数量	（7）慢性病数量	（8）慢性病数量
父母经济支持			−0.013	−0.013
			(0.010)	(0.010)
子女经济支持				−0.002 **
				(0.001)
养老保险	−0.025 **	−0.028 **	−0.027 **	−0.027 **
	(0.012)	(0.012)	(0.012)	(0.012)
医疗保险	0.188 ***	0.188 ***	0.188 ***	0.188 ***
	(0.048)	(0.048)	(0.048)	(0.048)
其他社会救助	−0.223 ***	−0.207 ***	−0.206 ***	−0.207 ***
	(0.038)	(0.038)	(0.038)	(0.038)
性别	−0.178 ***	−0.179 ***	−0.179 ***	−0.179 ***
	(0.027)	(0.027)	(0.027)	(0.027)
年龄	0.039 ***	0.039 ***	0.039 ***	0.039 ***
	(0.002)	(0.002)	(0.002)	(0.002)
城镇	−0.021	−0.003	−0.002	−0.001
	(0.029)	(0.030)	(0.030)	(0.030)
已婚	0.091	0.075	0.076	0.075
	(0.205)	(0.205)	(0.205)	(0.205)
分居	0	0	0	0
离婚	0.228	0.218	0.218	0.218
	(0.230)	(0.230)	(0.230)	(0.230)
丧偶	−0.023	−0.035	−0.034	−0.034
	(0.207)	(0.207)	(0.207)	(0.207)
同居	0.166	0.132	0.132	0.132
	(0.477)	(0.477)	(0.477)	(0.477)
未婚（参照组）				

续表

	（5）慢性病数量	（6）慢性病数量	（7）慢性病数量	（8）慢性病数量
收入	−0.039***	−0.039***	−0.040***	−0.040***
	（0.013）	（0.013）	（0.013）	（0.013）
_cons	−1.255***	−1.362***	−1.359***	−1.360***
	（0.226）	（0.227）	（0.227）	（0.227）
N	9785	9785	9785	9785
R^2	0.087	0.089	0.089	0.089

　　进一步考虑性别、年龄、是否居住在城镇、是否已婚、是否分居、是否离婚、是否丧偶以及是否同居等控制变量发现：性别与老年人慢性病数量之间存在显著负向关系（$P<0.01$），这说明男性老年人慢性病数量少于女性老年人慢性病数量，因为女性由于生育等影响，可能患的慢性病数量多于男性；年龄在1%的水平上与老年人慢性病数量间呈现显著的正相关关系，这是因为随着年龄的增长，老年人身体机能不断退化，健康存量减少，慢性病数量增多；收入的系数为负，且在1%的水平上显著，这说明收入高的老年人所患的慢性病数量更少，主要是因为收入高的老年人能够进行更多的健康投资；而是否居住在城镇、是否已婚、是否分居、是否离婚、是否丧偶以及是否同居等变量对老年人所患慢性病数量没有显著影响。

三、分样本的回归分析

（一）非正式社会支持对城乡老年人生理健康的影响分析

　　表5-3显示，无论是对于城镇还是农村老年人来说，存活的子女数量及子女的经济支持均对老年人自评健康起正向促进作用。对父母来说，子女的经济支持是对父母的回报，其经济支出直接促进他们生活水平提升。当考虑控制变量时，对城乡老年人来说，年龄、已婚、分居、离婚、丧偶、同居，都对自评健康无显著影响。

表5-3　　非正式社会支持对城乡老年人自评健康的影响（区分城乡）

农 村 样 本				城 镇 样 本			
自评健康	Coef.	Std. Err.	Z	自评健康	Coef.	Std. Err.	Z
存活的子女数量	0.036	0.014	2.6***	存活的子女数量	0.066	0.021	3.12***
存活的兄弟姐妹数量	0.002	0.008	0.29	存活的兄弟姐妹数量	0.009	0.012	0.84
父母经济支持	−0.107	0.099	−1.07	父母经济支持	247	242	1.02
子女经济支持	28.1	10.5	2.68***	子女经济支持	0.611	0.155	3.94***
控制变量	控制			控制变量	控制		

表5-4 显示，当考察慢性病数量时，无论在城镇还是农村，存活的子女数量和存活的兄弟姐妹的数量都与老年人的慢性病数量存在正相关关系，子女的经济支持都对老年人的基本慢性病数量产生负向影响。因为如上文所述，子女、兄弟姐妹的数量越多，老年人需要处理的各种杂事越多，为了互相帮扶分担从而提高了慢性病积累和发生的概率，而子女给予的经济支持越多，就越有条件进行疾病预防和健康投资，慢性病数量越少。当考虑控制变量时，无论城镇还是农村老年人，年龄、已婚、分居、离婚、丧偶、同居，都对自评健康无显著影响。

表5-4　　非正式社会支持对城乡老年人慢性病数量的影响（区分城乡）

农 村 样 本				城 镇 样 本			
慢性病数量	Coef.	Std. Err.	T	慢性病数量	Coef.	Std. Err.	T
存活的子女数量	0.044	0.012	3.55***	存活的子女数量	0.037	0.019	1.88*
存活的兄弟姐妹数量	0.027	0.008	3.67***	存活的兄弟姐妹数量	0.033	0.011	2.96***
父母经济支持	−0.009	0.013	−0.7	父母经济支持	−0.017	0.016	−1.06
子女经济支持	−0.015	0.008	−1.92*	子女经济支持	−0.264	0.11	−2.40*
控制变量	控制			控制变量	控制		

(二) 区分老年人是否贫困的分析

如上文所述, 我国的贫困线为2300元每人每年, 本书将年收入低于2300元的样本定义为贫困人口, 收入高于2300元的样本定义为非贫困人口, 以此来进行分样本回归。表5-5的结果显示, 对贫困老年人来说, 非正式社会支持的四个变量对老年人的自评健康没有显著影响; 对非贫困老年人来说, 存活的子女数量及其经济支持均对老年人的自评健康起正向促进作用, 存活的兄弟姐妹的数量以及父母经济支持对老年人的自评健康不存在显著影响。存活的兄弟姐妹的数量与慢性病数量正相关, 父母经济支持与慢性病数量反相关。同理, 对父母来说, 子女的经济支持是对父母的回报, 其经济支出直接促进他们生活水平提升。而无论是贫困还是非贫困老年人, 年龄、是否居住在城镇、已婚、分居、离婚、丧偶、同居等控制变量, 都对自评健康无显著影响。

表5-5　非正式社会支持对贫困与非贫困老年人自评健康的影响 (区分是否贫困)

贫困样本				非贫困样本			
自评健康	Coef.	Std. Err.	Z	自评健康	Coef.	Std. Err.	Z
存活的子女数量	−0.055	0.069	−0.81	存活的子女数量	0.047	0.011	4.12***
存活的兄弟姐妹数量	0.031	0.039	0.8	存活的兄弟姐妹数量	0.005	0.007	0.67
父母经济支持	0	(omitted)		父母经济支持	−0.005	0.009	−0.56
子女经济支持	0.007	0.014	0.51	子女经济支持	0.563	0.074	7.61***
控制变量	控制			控制变量	控制		

表5-6的结果显示, 对贫困老年人来说, 非正式社会支持的四个变量对老年人的慢性病数量没有显著影响; 对非贫困老年人来说, 存活的子女数量及存活的兄弟姐妹的数量均对老年人的慢性病数量起显著的正向促进作用, 子女经济支持与慢性病数量反相关, 父母经济支持对老年人的慢性病数量不存在显著影响, 原因同总体样本相似。而无论是贫困还是非贫困老年人, 年龄、是否居住在城镇、

已婚、分居、离婚、丧偶、同居等控制变量，都对慢性病数量无显著影响。

表 5-6　非正式社会支持对贫困与非贫困老年人慢性病数量的影响（区分是否贫困）

贫 困 样 本				非贫困样本			
慢性病数量	Coef.	Std. Err.	T	慢性病数量	Coef.	Std. Err.	T
存活的子女数量	0.033	0.059	0.56	存活的子女数量	0.041	0.010	3.95***
存活的兄弟姐妹数量	0.056	0.036	1.54	存活的兄弟姐妹数量	0.029	0.006	4.62***
父母经济支持	0.070	0.889	0.08	父母经济支持	−0.013	0.010	−1.27
子女经济支持	−0.0023	0.011	−0.15	子女经济支持	−0.254	0.104	−2.44**
控制变量	控制			控制变量	控制		
_cons	−1.895	0.949	−2	_cons	−1.323	0.235	−5.62

四、社区环境的调节作用

（一）非正式社会支持对老年人自评健康的影响：社区环境的调节作用

表 5-7 报告了非正式社会支持对自评健康的影响，并引入了非正式社会支持与社区环境中基础设施指数的交互项，本书重点关注交互项系数的符号和显著性。在总体样本中，基础设施指数与子女数量的交互项、基础设施指数与父母经济支持的交互项均不显著，但基础设施指数与子女经济支持的交互项是显著的（$P<0.05$），且系数为正。基础设施指数与兄弟姐妹数量的交互项是显著的（在1%水平上是显著的），且系数为负。这说明，对于能获得子女经济支持的老年人，基础设施指数越高，其自评健康越好。对于兄弟姐妹数量较多的老年人，基础设施指数越高，其自评健康越差。可能的原因是，在基础设施越好的社区，老年人的子女较为孝顺，子女能为老年人提供经济支持，促进老年人的自评健康；在基础设施越好的社区，老年人兄弟姐妹较多，老年人为兄弟姐妹们的事务所困扰，导致老年人的自评健康较差。

表 5-7   非正式社会支持对自评健康的影响（基础设施的调节作用）

	总体样本 自评健康	城镇样本 自评健康	农村样本 自评健康
子女数量	0.0208	0.0904	0.0130
	(0.0230)	(0.0821)	(0.0242)
兄弟姐妹数量	0.0615***	0.0720	0.0596***
	(0.0159)	(0.0557)	(0.0167)
子女经济支持	−0.0000112**	−0.0000351**	−0.00000661
	(0.00000547)	(0.0000155)	(0.00000600)
父母经济支持	0.0000683	0.000342	0.0000240
	(0.0000654)	(0.000804)	(0.0000838)
子女数量 * 基础设施	0.00388	0.00113	0.00454
	(0.00390)	(0.0126)	(0.00419)
兄弟姐妹数量 * 基础设施	−0.0119***	−0.0149*	−0.0116***
	(0.00279)	(0.00876)	(0.00297)
子女经济支持 * 基础设施	0.00000186**	0.00000585**	0.000000681
	(0.000000912)	(0.00000259)	(0.00000117)
父母经济支持 * 基础设施	−0.0000197	−0.000110	−0.00000858
	(0.0000162)	(0.000267)	(0.0000205)
控制变量	控制	控制	控制
N	4545	1752	3083
R^2	0.017	0.017	0.017

在城镇样本中，基础设施指数与子女数量的交互项、基础设施指数与父母经济支持的交互项均不显著，但基础设施指数与子女经济支持的交互项是显著的（$P<0.05$），且系数为正。基础设施指数与兄弟姐妹数量的交互项是显著的（在 10% 水平上是显著的），且系数为负。这说明，对于能获得子女经济支持的城镇老年人，基础设施指数越高，城镇老年人的自评健康越好。对于兄弟姐

妹数量较多的城镇老年人，基础设施指数越高，老年人的自评健康越差。可能的原因是，在基础设施越好的城镇社区，老年人的子女较为孝顺，子女能为老年人提供经济支持，促进老年人的自评健康；基础设施越好的城镇社区，老年人兄弟姐妹较多，老年人为兄弟姐妹们的事务所困扰，导致了老年人的自评健康较差。

在农村样本中，基础设施指数与子女数量的交互项、基础设施指数与子女经济支持、基础设施指数与父母经济支持的交互项均不显著。基础设施指数与兄弟姐妹数量的交互项是显著的（在1%水平上是显著的），且系数为负。这说明，对于兄弟姐妹数量较多的农村老年人，基础设施指数越高，其自评健康越差。

表5-8报告了非正式社会支持对自评健康的影响，并引入了非正式社会支持与社区环境中活动场所指数的交互项，本书重点关注交互项系数的符号和显著性。在总体样本中，活动场所指数与子女数量的交互项、活动场所指数与父母经济支持的交互项均不显著，但活动场所指数与子女经济支持的交互项是显著的（$P<0.05$），且系数为正；活动场所指数与兄弟姐妹数量的交互项是显著的（在5%水平上是显著的），且系数为负。这说明，对于能获得子女经济支持的老年人，活动场所指数越高，其自评健康越好；对于兄弟姐妹较多的老年人，活动场所指数越高，其自评健康越差。可能的原因是，在活动场所越好的社区，老年人的子女较为孝顺，子女能为老年人提供经济支持，促进老年人的自评健康；在活动场所越好的社区，老年人的兄弟姐妹较多，老年人越容易被兄弟姐妹的事务所困扰，导致老年人的自评健康较差。

表5-8　　　非正式社会支持对自评健康的影响（活动场所的调节作用）

	总体样本 自评健康	城镇样本 自评健康	农村样本 自评健康
子女数量	0.045***	0.095**	0.022
	(0.015)	(0.040)	(0.017)
兄弟姐妹数量	0.023**	0.017	0.027**
	(0.010)	(0.025)	(0.011)

续表

	总体样本 自评健康	城镇样本 自评健康	农村样本 自评健康
子女经济支持	−0.053**	−0.080*	−0.045
	(0.024)	(0.047)	(0.037)
父母经济支持	−0.131	−0.045	−0.117
	(0.105)	(0.406)	(0.120)
子女数量 * 活动场所	−0.0003	−0.003	0.002
	(0.0013)	(0.003)	(0.002)
兄弟姐妹数量 * 活动场所	−0.0022**	−0.0006	−0.004***
	(0.0009)	(0.002)	(0.001)
子女经济支持 * 活动场所	0.002**	0.003*	0.002
	(0.001)	(0.002)	(0.005)
父母经济支持 * 活动场所	0.028	0.028	0.005
	(0.019)	(0.031)	(0.054)
控制变量	控制	控制	控制
N	4545	1752	3083
R^2	0.018	0.018	0.018

在城镇样本中，活动场所指数与子女数量的交互项、活动场所指数与父母经济支持的交互项、活动场所指数与兄弟姐妹数量的交互项均不显著，但活动场所指数与子女经济支持的交互项是显著的（$P<0.05$），且系数为正。这说明，对于能获得子女经济支持的城镇老年人，活动场所指数越高，其自评健康越好。可能的原因是，在活动场所越好的城镇社区，老年人的子女较为孝顺，子女能为老年人提供经济支持，促进老年人的自评健康。

在农村样本中，活动场所指数与子女数量的交互项、活动场所指数与子女经济支持、活动场所指数与父母经济支持的交互项均不显著。但活动场所指数与兄弟姐妹数量的交互项是显著的（在1%水平上是显著的），且系数为负。这说明，对于兄弟姐妹较多的农村老年人，活动场所指数越高，其自评健康越差。

表 5-9 报告了非正式社会支持对自评健康的影响，并引入了非正式社会支持与社区环境中医疗机构指数的交互项，本书重点关注交互项系数的符号和显著性。在总体样本中，医疗机构指数与子女数量的交互项、医疗机构指数与子女经济支持的交互项、医疗机构指数与父母经济支持的交互项、医疗机构指数与兄弟姐妹数量的交互项均不显著。

表 5-9　　　　非正式社会支持对自评健康的影响（医疗机构的调节作用）

	总体样本 自评健康	城镇样本 自评健康	农村样本 自评健康
子女数量	0.043***	0.067**	0.029
	(0.016)	(0.030)	(0.020)
兄弟姐妹数量	−0.002	0.007	−0.005
	(0.010)	(0.018)	(0.013)
子女经济支持	0.009	−0.012	0.034
	(0.025)	(0.029)	(0.053)
父母经济支持	−0.071	−0.145	−0.094
	(0.095)	(0.297)	(0.101)
子女数量 * 医疗机构	0.001	−0.001	0.004
	(0.006)	(0.009)	(0.008)
兄弟姐妹数量 * 医疗机构	0.003	0.002	0.004
	(0.004)	(0.006)	(0.006)
子女经济支持 * 医疗机构	−0.005	0.006	−0.032
	(0.013)	(0.015)	(0.025)
父母经济支持 * 医疗机构	0.114	0.673**	−0.121
	(0.141)	(0.294)	(0.169)
控制变量	控制	控制	控制
N	4545	1752	3083
R^2	0.017	0.017	0.017

在城镇样本中，医疗机构指数与子女数量的交互项、医疗机构指数与子女经济支持的交互项、医疗机构指数与兄弟姐妹数量的交互项均不显著，但医疗机构指数与父母经济支持的交互项是显著的（$P<0.05$），且系数为正。这说明，对于能获得父母经济支持的城镇老年人，医疗机构就医越方便，其自评健康越好。可能的原因是，在就医越方便的城镇社区，老年人的父母还存活的概率更高，父母能为老年人提供经济支持，促进老年人的自评健康。

在农村样本中，医疗机构指数与子女数量的交互项、医疗机构指数与子女经济支持的交互项、医疗机构指数与父母经济支持的交互项、医疗机构指数与兄弟姐妹数量的交互项均不显著。

（二）非正式社会支持对老年人慢性病数量的影响：社区环境的调节作用

表 5-10 报告了非正式社会支持对慢性病数量的影响，并引入了非正式社会支持与社区环境中基础设施指数的交互项，本书重点关注交互项系数的符号和显著性。在总体样本中，基础设施指数与子女数量的交互项、基础设施指数与父母经济支持的交互项均不显著，但基础设施指数与子女经济支持的交互项是显著的（$P<0.05$），且系数为负；基础设施指数与兄弟姐妹数量的交互项是显著的（在 1% 水平上是显著的），且系数为负。这说明，对于能获得子女经济支持的老年人，基础设施指数越高，其所得慢性病数量越少；对于兄弟姐妹较多老年人，基础设施指数越高，其所得慢性病数量越少。可能的原因是，在基础设施越好的社区，老年人的子女更为孝顺，子女能为老年人提供经济支持，基础设施越好的社区，越能促进老年人的生理健康，慢性病数量相应减少。

表 5-10　非正式社会支持对慢性病数量的影响（基础设施的调节作用）

	总体样本 慢性病数量	城镇样本 慢性病数量	农村样本 慢性病数量
子女数量	0.038 * （0.020）	−0.066 （0.068）	0.046 ** （0.021）

续表

	总体样本 慢性病数量	城镇样本 慢性病数量	农村样本 慢性病数量
兄弟姐妹数量	0.074 ***	0.067	0.074 ***
	（0.014）	（0.047）	（0.015）
子女经济支持	0.077 **	0.091	0.077 **
	（0.036）	（0.136）	（0.039）
父母经济支持	0.254	0.048	0.638
	（0.467）	（0.533）	（0.944）
子女数量 * 基础设施	−0.0003	0.018 *	−0.002
	（0.003）	（0.010）	（0.004）
兄弟姐妹数量 * 基础设施	−0.009 ***	−0.006	−0.010 ***
	（0.003）	（0.007）	（0.003）
子女经济支持 * 基础设施	−0.013 **	−0.015	−0.013
	（0.006）	（0.023）	（0.008）
父母经济支持 * 基础设施	−0.093	−0.079	−0.179
	（0.112）	（0.128）	（0.227）
控制变量	控制	控制	控制
_cons	−0.977 ***	−1.425 **	−0.954 ***
	（0.170）	（0.632）	（0.178）
N	9785	3538	6247
R^2	0.090	0.118	0.088

　　在城镇样本中，基础设施指数与子女经济支持的交互项、基础设施指数与父母经济支持的交互项、基础设施指数与兄弟姐妹数量的交互项均不显著，但基础设施指数与子女数量的交互项是显著的（$P<0.1$），且系数为正。这说明，对于子女数量较多的城镇老年人，社区基础设施指数越高，其所得慢性病数量反而越多。可能的原因是，子女数量越多，城镇老年人更需要平衡子女各方的矛盾，从

而更容易陷入抑郁，导致慢性病数量增加。

在农村样本中，基础设施指数与子女数量的交互项、基础设施指数与子女经济支持、基础设施指数与父母经济支持的交互项均不显著。基础设施指数与兄弟姐妹数量的交互项是显著的（在1%水平上是显著的），且系数为负。这说明，对于兄弟姐妹较多的农村老年人，基础设施指数越高，其所得慢性病数量越少。

表5-11报告了非正式社会支持对慢性病数量的影响，并引入了非正式社会支持与社区环境中活动场所指数的交互项，本书重点关注交互项系数的符号和显著性。在总体样本中，活动场所指数与子女数量的交互项、活动场所指数与子女经济支持、活动场所指数与父母经济支持的交互项均不显著。在城镇样本中，活动场所指数与子女数量的交互项、活动场所指数与子女经济支持、活动场所指数与父母经济支持的交互项均不显著。在农村样本中，活动场所指数与子女数量的交互项、活动场所指数与子女经济支持、活动场所指数与父母经济支持的交互项均不显著。

表5-11　　非正式社会支持对慢性病数量的影响（活动场所的调节作用）

	总体样本 慢性病数量	城镇样本 慢性病数量	农村样本 慢性病数量
子女数量	0.036**	0.057	0.028*
	(0.014)	(0.037)	(0.016)
兄弟姐妹数量	0.055***	0.040*	0.062***
	(0.009)	(0.024)	(0.011)
子女经济支持	0.022	0.015	0.012
	(0.019)	(0.053)	(0.028)
父母经济支持	−0.096	−0.181	−0.056
	(0.139)	(0.356)	(0.165)
子女数量*活动场所	0.0003	−0.002	0.002
	(0.001)	(0.003)	(0.002)
兄弟姐妹数量*活动场所	−0.003***	−0.0002	−0.006***
	(0.001)	(0.002)	(0.001)
子女经济支持*活动场所	−0.001	−0.007	0.008
	−0.001	(0.002)	(0.004)

续表

	总体样本 慢性病数量	城镇样本 慢性病数量	农村样本 慢性病数量
父母经济支持 * 活动场所	−0.006	0.001	−0.032
	(0.014)	(0.025)	(0.065)
控制变量	控制	控制	控制
_cons	−1.077***	−1.592***	−0.874***
	(0.158)	(0.422)	(0.177)
N	9785	3538	6247
R^2	0.090	0.108	0.084

　　在总体样本、农村样本当中，基础设施指数与兄弟姐妹数量的交互项是显著的（在1%水平上是显著的），且系数为负。这说明，对于兄弟姐妹较多的农村老年人，基础设施指数越高，其所得慢性病数量越少。

　　表5-12报告了非正式社会支持对慢性病数量的影响，并引入了非正式社会支持与社区环境中医疗机构指数的交互项，本书重点关注交互项系数的符号和显著性。在总体样本中，医疗机构指数与子女数量的交互项、医疗机构指数与子女经济支持、医疗机构指数与父母经济支持的交互项均不显著。在城镇样本中，医疗机构指数与子女数量的交互项、医疗机构指数与子女经济支持、医疗机构指数与父母经济支持的交互项均不显著。在农村样本中，医疗机构指数与子女数量的交互项、医疗机构指数与子女经济支持、医疗机构指数与父母经济支持的交互项均不显著。

表5-12　　非正式社会支持对慢性病数量的影响（医疗机构的调节作用）

	总体样本 慢性病数量	城镇样本 慢性病数量	农村样本 慢性病数量
子女数量	0.037**	0.035	0.045***
	(0.014)	(0.028)	(0.017)

续表

	总体样本 慢性病数量	城镇样本 慢性病数量	农村样本 慢性病数量
兄弟姐妹数量	0.041 ***	0.058 ***	0.027 **
	（0.009）	（0.017）	（0.012）
子女经济支持	0.021	0.027	0.021
	（0.018）	（0.032）	（0.0224）
父母经济支持	−0.104	−0.199	−0.076
	（0.125）	（0.269）	（0.141）
子女数量 * 医疗机构	0.002	0.001	−0.001
	（0.005）	（0.008）	（0.007）
兄弟姐妹数量 * 医疗机构	−0.005	−0.011 **	0.001
	（0.004）	（0.005）	（0.005）
子女经济支持 * 医疗机构	−0.011	−0.014	−0.005
	（0.009）	（0.016）	（0.013）
父母经济支持 * 医疗机构	−0.033	0.013	−0.144
控制变量	控制	控制	控制
_cons	−1.064 ***	−1.613 ***	−0.890 ***
	（0.157）	（0.409）	（0.176）
N	9785	3538	6247
R^2	0.089	0.109	0.081

在城镇样本当中，医疗机构与兄弟姐妹数量的交互项是显著的（在1%水平上是显著的），且系数为负。这说明，对于兄弟姐妹较多的农村老年人，医疗机构指数越高，其所得慢性病数量越少。

第三节　非正式社会支持对老年人心理健康的影响实证分析

根据非正式社会支持对老年人心理健康影响的研究假设，本节构建计量模型来实证分析非正式社会支持对老年人心理健康的影响。

一、计量模型

本书采用抑郁程度和认知程度来衡量心理健康，当分析非正式社会支持对抑郁程度的影响时，由于抑郁程度为 0~1 哑变量（1 代表不抑郁，0 代表抑郁），采用二元 Probit 模型进行估计；当分析非正式社会支持对认知程度的影响时，由于认知程度为连续型变量，本书采用最小二乘法（OLS）进行估计，具体方法如下：

（一）二元 Probit 模型

设 $x^T = (x_1, \cdots, x_h)$ 为一组自变量，$x^T = (x_1, \cdots, x_h)$ 为自变量矩阵，自变量包括非正式社会支持、正式社会支持、年龄、性别、婚姻状况等。当 depression 是不抑郁时，记为 depression = 1；当 depression 为抑郁时，记为 depression = 0。用 p 表示不抑郁发生的概率；用 $1 - p$ 表示抑郁发生的概率。

建立包含 h 个自变量的 Probit 回归模型如下：

$$\text{Probit}(\text{depression} = 1) = \alpha_j + \beta_1 x_1 + \beta_2 x_2 + \cdots + \beta_h x_h$$

（二）经典线性回归模型

$$\text{cognition} = \beta_{81} \text{usocial support} + \beta_{82} X + \varepsilon$$

其中 cognition 代表认知程度，为连续型取值，usocial support 代表非正式社会支持，X 为控制变量，包含性别、年龄、婚姻状况、是否居住在城镇等，β_{81} 为非正式社会支持的系数，β_{82} 为控制变量的系数，ε 为残差项。

二、总体样本的回归分析

同样，在第四章中，本书已经证明正式社会支持（养老保险、医疗保险、其他社会救助）对老年人心理健康有显著影响，因而在本章的分析中，将正式社会支持作为控制变量引入回归分析中，本章重点分析非正式社会支持对老年人心理健康的影响。表 5-13 的结果显示：存活的子女数量在 $P<0.01$ 的显著水平上对老

年人抑郁程度（0~1 哑变量，1 代表不抑郁，0 代表抑郁）产生负向影响，这说明存活的子女数量越多，老年人可能越容易抑郁。可能因为子女越多，老年人越容易操劳、分担子女辛苦；存活的兄弟姐妹的数量在 $P<0.1$ 的显著水平上与老年人抑郁程度正相关，这说明存活的兄弟姐妹的数量越多，老年人更不容易抑郁。可能因为兄弟姐妹数量越多，获得的帮助越大，辛劳得到理解和分担；子女经济支持在 $P<0.05$ 的显著水平上对老年人抑郁程度产生正影响，这说明获得子女经济支持越多的老年人更不容易抑郁，可能因为子女给予经济支持直接提高老年人生活质量，增加健康投资。父母经济支持对老年人的抑郁程度没有影响。

表 5-13　　　　非正式社会支持对老年人抑郁程度的影响

	（1） 抑郁程度	（2） 抑郁程度	（3） 抑郁程度	（4） 抑郁程度
存活的子女数量	-0.044 *** （0.009）	-0.046 *** （0.009）	-0.046 *** （0.009）	-0.046 *** （0.009）
存活的兄弟姐妹数量		0.009 * （0.006）	0.009 * （0.006）	0.009 * （0.005）
父母经济支持			-0.003 （0.009）	-0.003 （0.009）
子女经济支持				0.003 ** （0.001）
性别	0.442 *** （0.025）	0.440 *** （0.025）	0.440 *** （0.025）	0.440 *** （0.025）
年龄	-0.004 *** （0.001）	-0.004 *** （0.001）	-0.004 *** （0.001）	-0.004 *** （0.001）
城镇	0.230 *** （0.027）	0.238 *** （0.027）	0.238 *** （0.027）	0.238 *** （0.028）
已婚	0.609 *** （0.109）	0.614 *** （0.109）	0.614 *** （0.109）	0.611 *** （0.109）

续表

	（1） 抑郁程度	（2） 抑郁程度	（3） 抑郁程度	（4） 抑郁程度
分居	−0.006 （0.213）	0.003 （0.213）	0.003 （0.213）	0.003 （0.213）
离婚	0.197 （0.142）	0.201 （0.142）	0.201 （0.142）	0.200 （0.142）
丧偶	0.385*** （0.113）	0.390*** （0.113）	0.391*** （0.113）	0.389*** （0.113）
同居	−0.281 （0.428）	−0.282 （0.428）	−0.282 （0.428）	−0.282 （0.427）
未婚（参照组）				
收入	−0.094*** （0.015）	−0.094*** （0.015）	−0.094*** （0.015）	−0.094*** （0.015）
控制变量	控制	控制	控制	控制
_cons	−0.299** （0.138）	−0.336** （0.141）	−0.335** （0.141）	−0.335** （0.141）
N	9785	9785	9785	9785
R^2	0.058	0.058	0.058	0.058

　　考虑控制变量时，性别、年龄、是否居住在城镇、是否已婚、是否丧偶、收入变量均在 $P<0.01$ 的显著水平上对老年人抑郁状况有影响，其中年龄和收入为负影响，性别、是否居住在城镇、是否已婚、是否丧偶为正影响。年龄越大的老年人更容易抑郁，因为随着年龄的增长，老年人的身体机能变差，活动受限，生活单调，加之恐惧死亡的压力增大，所以更容易抑郁；收入高的老年人更容易抑郁是因为其工作压力和强度更大，对身体的损害更大，退休后的失落感更大，因而更容易抑郁；男性老年人更不容易抑郁，因为女性身体状况更容易受到内分泌水平的影响，更容易出现情绪障碍，抑郁风险高于男性；城镇老年人更不容易抑

郁，因为城镇老年人的晚年生活较农村老年人更丰富，所以更不容易抑郁；已婚的老年人不容易抑郁，因为有配偶的陪伴和照顾，情感上的交流更多，所以更不容易抑郁。

表 5-14 的结果显示，存活的子女数量、存活的兄弟姐妹的数量、子女经济支持均在 $P<0.1$ 的显著水平上对老年人认知程度有影响，其中存活的兄弟姐妹的数量和子女经济支持为正向影响，存活的子女数量为负向影响。存活的子女数量越多，老年人认知程度越低，因为子女越多，老年人越容易操劳，更多地分担子女辛苦，身体认知机能退化快；存活的兄弟姐妹的数量越多，老年人认知程度越好，因为兄弟姐妹数量越多，获得的帮助越大，辛劳得到理解和分担；子女经济支持越多，老年人认知程度越高，因为子女给予经济支持直接提高老年人生活质量，增加健康投资。而父母经济支持对老年人认知程度不存在显著影响。

表 5-14　　　　　　　　非正式社会支持对老年人认知程度的影响

	（5）认知程度	（6）认知程度	（7）认知程度	（8）认知程度
存活的子女数量	−0.031** (0.013)	−0.027** (0.014)	−0.027** (0.014)	−0.030** (0.014)
存活的兄弟姐妹数量		0.0527*** (0.009)	0.053*** (0.009)	0.053*** (0.009)
父母经济支持			−0.006 (0.013)	−0.005 (0.013)
子女经济支持				0.005* (0.003)
控制变量	控制	控制	控制	控制
_cons	1.707*** (0.184)	1.492*** (0.189)	1.495*** (0.189)	1.488*** (0.189)
N	9785	9785	9785	9785
R^2	0.220	0.222	0.222	0.222

三、分样本的回归分析

（一）非正式社会支持对城乡老年人心理健康的影响分析

从表 5-15 可以看出，存活的子女数量均在 $P<0.01$ 的显著水平上对农村和城镇老年人抑郁程度产生负向影响。存活的兄弟姐妹数量以及子女经济支持均在 $P<0.05$ 的显著水平上，子女经济支持在 $P<0.1$ 的显著水平上对农村老年人抑郁程度产生正向影响，但这两个变量对城镇老年人抑郁程度不存在显著影响。

表 5-15　　　　　非正式社会支持对城乡老年人抑郁程度的影响

城　镇　样　本				农　村　样　本			
抑郁程度	Coef.	Std. Err.	Z	抑郁程度	Coef.	Std. Err.	Z
存活的子女数量	−0.044	0.011	−3.9***	存活的子女数量	−0.055	0.017	−3.15***
存活的兄弟姐妹数量	0.002	0.007	0.26	存活的兄弟姐妹数量	0.0219	0.010	2.15**
父母经济支持	−0.01	0.018	−0.68	父母经济支持	0.010	0.016	0.61
子女经济支持	0.0002	0.001	0.22	子女经济支持	0.004	0.003	1.69*
控制变量	控制			控制变量	控制		
_cons	−0.204	0.159	−1.29	_cons	−0.395	0.366	−1.08

在分城镇和农村样本回归时，性别、年龄、老年人的婚姻状况等控制变量对老年人抑郁程度的影响均不显著。

从表 5-16 可以看出，存活的兄弟姐妹数量在 $P<0.01$ 的显著水平上，对农村和城镇老年人认知程度产生正向影响。子女经济支持在 $P<0.1$ 的显著水平上对城镇老年人认知程度产生正向影响，在 $P<0.05$ 的显著水平上对城镇老年人认知程度产生正向影响。存活的子女数量在 $P<0.05$ 的显著水平上对农村老年人认知程度产生正向影响，但该变量对城镇老年人认知程度不存在显著影响。

在分析城镇和农村样本回归时，性别、年龄、老年人的婚姻状况等控制变量对老年人认知程度的影响均不显著。

表 5-16　　　　　　非正式社会支持对城乡老年人认知程度的影响

城 镇 样 本				农 村 样 本			
认知程度	Coef.	Std. Err.	Z	认知程度	Coef.	Std. Err.	Z
存活的子女数量	0.018	0.015	1.17	存活的子女数量	0.047	0.020	2.340552**
存活的兄弟姐妹数量	0.029	0.010	2.78***	存活的兄弟姐妹数量	0.132	0.022	6.01***
父母经济支持	0.836	1.337	0.63	父母经济支持	-0.020	0.019	-1.05
子女经济支持	0.006	0.003	1.81*	子女经济支持	0.0013	0.001	2.37**
控制变量	控制			控制变量	控制		
_cons	1.654	0.212	7.81	_cons	1.154	0.501	2.3

（二）区分老年人是否贫困的分析

表 5-17 显示，就非贫困样本而言，存活的子女数量、存活的兄弟姐妹数量、子女经济支持均分别在 $P<0.01$、$P<0.1$、$P<0.05$ 的显著水平上起作用，其中存活的兄弟姐妹数量和子女经济支持为正向影响，存活的子女数量为负向影响。存活的子女数量越多，非贫困老年人抑郁程度越高，可能因为子女越多，老年人越容易操劳，越多地分担子女辛苦，心理负担重；存活的兄弟姐妹数量越多，非贫困老年人抑郁程度越低，因为兄弟姐妹数量越多，获得的帮助越大，辛劳得到理解和分担；子女经济支持对非贫困老年人抑郁程度影响为正，子女给予经济支持直接提高老年人生活质量，增加健康投资。对于贫困样本，存活的子女数量、存活的兄弟姐妹数量、子女经济支持均不显著。而且性别、年龄、老年人的婚姻状况等控制变量在贫困和非贫困样本回归中对老年人抑郁程度的影响均不显著。

表5-17   非正式社会支持对贫困与非贫困老年人抑郁程度的影响

贫 困 样 本				非贫困样本			
抑郁程度	Coef.	Std. Err.	Z	抑郁程度	Coef.	Std. Err.	Z
存活的子女数量	0.034	0.056	0.61	存活的子女数量	−0.048	0.009	−4.98 ***
存活的兄弟姐妹数量	−0.046	0.034	−1.33	存活的兄弟姐妹数量	0.011	0.006	1.91 *
父母经济支持	0	（omitted）		父母经济支持	−0.003	0.009	−0.28
子女经济支持	0.036	0.104	0.34	子女经济支持	0.001	0.001	2.10 **
养老保险	0.094	0.156	0.61	养老保险	0.126	0.026	4.93
医疗保险	−0.191	0.277	−0.69	医疗保险	0.056	0.044	1.28
其他社会补助	−0.076	0.198	−0.39	其他社会补助	−0.365	0.035	−10.37
控制变量	控制			控制变量	控制		
_cons	2.207	0.969	2.28	_cons	−0.393	0.142	−2.76

表5-18显示，就非贫困样本而言，存活的子女数量、存活的兄弟姐妹数量、子女经济支持均分别在 $P<0.01$、$P<0.1$、$P<0.05$ 的显著水平对老年人的认知程度产生正向影响。存活的子女数量越多，非贫困老年人认知越好，可能是子女轮流照顾机会多；兄弟姐妹数量越多，农村老年人认知状况越好，因为兄弟姐妹数量越多，获得的帮助越大，辛劳得到理解和分担；子女经济支持越多，农村老年人认知程度越高，因为子女给予经济支持直接提高老年人生活质量，增加健康投资。对于贫困样本，存活的子女数量、存活的兄弟姐妹数量、子女经济支持均不显著。而且性别、年龄、老年人的婚姻状况等控制变量在贫困和非贫困样本回归中对老年人认知程度的影响均不显著。

表5-18   非正式社会支持对贫困与非贫困老年人认知程度的影响

贫 困 样 本				非贫困样本			
认知程度	Coef.	Std. Err.	Z	认知程度	Coef.	Std. Err.	Z
存活的子女数量	0.054	0.105	0.51	存活的子女数量	0.015	0.006	2.26116 **

续表

贫 困 样 本				非 贫 困 样 本			
存活的兄弟姐妹数量	0.004	0.069	0.06	存活的兄弟姐妹数量	0.051	0.009	5.55***
父母经济支持	0	（omitted）		父母经济支持	-0.005	0.013	-0.39
子女经济支持	0.029	0.229	0.13	子女经济支持	0.005	0.002	1.81*
控制变量	控制			控制变量	控制		
_cons	4.712	1.511	3.12	_cons	1.459	0.191	7.64

四、社区环境的调节作用

（一）非正式社会支持对老年人抑郁程度的影响：社区环境的调节作用

表5-19报告了非正式社会支持对抑郁程度的影响，并引入了非正式社会支持与社区环境中基础设施指数的交互项，本书重点关注交互项系数的符号和显著性。在总体样本中，基础设施指数与子女数量的交互项、基础设施指数与父母经济支持的交互项均不显著，但基础设施指数与子女经济支持的交互项是显著的（$P<0.1$），且系数为正；基础设施指数与兄弟姐妹数量的交互项是显著的（在1%水平上是显著的），且系数为正。这说明，对于能获得子女经济支持的老年人，基础设施指数越高，其越倾向于抑郁；对于兄弟姐妹数量较多的老年人，基础设施指数越高，其越倾向于抑郁。可能的原因是，在基础设施较好的社区，老年人的子女较为孝顺，会为老年人提供经济支持，但老年人此时有较大的心理压力，抑郁的概率会增加。

表5-19　　非正式社会支持对抑郁程度的影响（基础设施的调节作用）

	总体样本抑郁程度	城镇样本抑郁程度	农村样本抑郁程度
子女数量	-0.035*	0.008	-0.041**
	(0.018)	(0.065)	(0.019)

续表

	总体样本 抑郁程度	城镇样本 抑郁程度	农村样本 抑郁程度
兄弟姐妹数量	−0.034**	−0.076*	−0.030**
	(0.013)	(0.046)	(0.014)
子女经济支持	−0.044	0.069	−0.048
	(0.035)	(0.145)	(0.00000374)
父母经济支持	−0.563	−2.06	−0.072
	(0.532)	(2.37)	(0.932)
子女数量 * 基础设施	0.0001	−0.003	0.001
	(0.003)	(0.009)	(0.003)
兄弟姐妹数量 * 基础设施	0.008***	0.017**	0.007***
	(0.002)	(0.007)	(0.002)
子女经济支持 * 基础设施	0.012*	0.006	0.012
	(0.007)	(0.025)	(0.008)
父母经济支持 * 基础设施	0.121	0.796	−0.011
	(0.130)	(0.897)	(0.219)
控制变量	控制	控制	控制
_cons	−0.140	0.219	−0.137
	(0.155)	(0.611)	(0.161)
N	9785	3538	6247
R^2	0.019	0.018	0.019

　　在城镇样本中，基础设施指数与子女数量的交互项、基础设施与子女经济支持的交互项、基础设施指数与父母经济支持的交互项均不显著。但基础设施指数与兄弟姐妹数量的交互项是显著的（在5%水平上是显著的），且系数为正。这说明，对于兄弟姐妹数量较多的老年人，基础设施指数越高，其越倾向于抑郁。

　　在农村样本中，基础设施指数与子女数量的交互项、基础设施与子女经济支持的交互项、基础设施指数与父母经济支持的交互项均不显著。但基础设施指数与兄弟姐妹数量的交互项是显著的（在1%水平上是显著的），且系数为正。这说明对于兄弟姐妹数量较多的老年人，基础设施指数越高，其越倾向于抑郁。

表5-20报告了非正式社会支持对抑郁程度的影响，并引入了非正式社会支持与社区环境中活动场所指数的交互项，本书重点关注交互项系数的符号和显著性。

表5-20　　　非正式社会支持对抑郁程度的影响（活动场所的调节作用）

	总体样本 抑郁程度	城镇样本 抑郁程度	农村样本 抑郁程度
子女数量	-0.040^{***}	-0.057^{*}	-0.036^{**}
	(0.013)	(0.033)	(0.015)
兄弟姐妹数量	-0.011	-0.013	-0.011
	(0.009)	(0.021)	(0.009)
子女经济支持	-0.024	0.059	-0.037
	(0.022)	(0.068)	(0.027)
父母经济支持	-0.300	-0.343	-0.654
	(0.281)	(0.339)	(2.22)
子女数量*活动场所	-0.001	0.00008	-0.001
	(0.001)	(0.002)	(0.001)
兄弟姐妹数量*活动场所	0.003^{***}	0.003^{**}	0.002^{**}
	(0.001)	(0.002)	(0.001)
子女经济支持*活动场所	0.005^{*}	-0.001	0.0063^{*}
	(0.003)	(0.005)	(0.003)
父母经济支持*活动场所	0.046	0.044	0.235
	(0.036)	(0.034)	(0.395)
	(0.035)	(0.066)	(0.041)
控制变量	控制	控制	控制
_cons	-0.305^{**}	-0.270	-0.224
	(0.142)	(0.376)	(0.160)

	总体样本 抑郁程度	城镇样本 抑郁程度	农村样本 抑郁程度
N	9785	3538	6247
R^2	0.013	0.013	0.013

在总体样本中，活动场所指数与子女数量的交互项、活动场所指数与父母经济支持的交互项均不显著，但活动场所指数与子女经济支持的交互项是显著的（$P<0.1$），且系数为正。这说明，对于能获得子女经济支持的老年人，活动场所指数越高，其越倾向于抑郁。可能的原因是，在活动场所较好的社区，老年人的子女较为孝顺，会为老年人提供经济支持，但老年人此时有较大的心理压力，抑郁的概率会增加。

在城镇样本中，活动场所指数与子女数量的交互项、活动场所与子女经济支持的交互项、基础设施指数与父母经济支持的交互项均不显著。

表5-21报告了非正式社会支持对抑郁程度的影响，并引入了非正式社会支持与社区环境中医疗机构指数的交互项，本书重点关注交互项系数的符号和显著性。在总体样本中，医疗机构指数与子女数量的交互项、医疗机构指数与父母经济支持的交互项均不显著，但医疗机构指数与子女经济支持的交互项是显著的（$P<0.1$），且系数为正。这说明，对于能获得子女经济支持的老年人，医疗机构就医越方便，其越倾向于抑郁。可能的原因是，在就医越方便的社区，老年人的子女较为孝顺，会为老年人提供经济支持，但老年人此时有较大的心理压力，抑郁的概率会增加。

表5-21　**非正式社会支持对抑郁程度的影响（医疗机构的调节作用）**

	总体样本 抑郁程度	城镇样本 抑郁程度	农村样本 抑郁程度
子女数量	−0.043*** (0.0131)	−0.025 (0.025)	−0.057*** (0.015)

续表

	总体样本 抑郁程度	城镇样本 抑郁程度	农村样本 抑郁程度
兄弟姐妹数量	0.0063	0.001	0.013
	(0.008)	(0.014)	(0.010)
子女经济支持	−0.012	0.034	−0.024
	(0.018)	(0.045)	(0.023)
父母经济支持	−0.117	0.004	−0.154
	(0.144)	(0.257)	(0.217)
子女数量 * 医疗机构	−0.002	−0.012*	0.007
	(0.004)	(0.007)	(0.006)
兄弟姐妹数量 * 医疗机构	0.001	0.008*	−0.006
	(0.003)	(0.004)	(0.004)
子女经济支持 * 医疗机构	0.016*	0.004	0.020
	(0.009)	(0.015)	(0.012)
父母经济支持 * 医疗机构	0.096	0.052	0.119
	(0.087)	(0.116)	(0.190)
控制变量	控制	控制	控制
_cons	−0.333**	−0.384	−0.211
	(0.141)	(0.367)	(0.159)
N	9785	3538	6247
R^2	0.018	0.017	0.018

在城镇样本中，医疗机构指数与子女经济支持的交互项、医疗机构指数与父母经济支持的交互项均不显著，但医疗机构指数与子女数量的交互项显著（$P<0.1$），且系数为正。这说明，对于子女数量较多的城镇老年人，医疗机构就医越方便，其患抑郁的概率会降低。在农村样本中，医疗机构指数与子女数量的交互项、医疗机构与子女经济支持的交互项、基础设施指数与父母经济支持的交互项均不显著。

163

（二）非正式社会支持对老年人认知程度的影响：社区环境的调节作用

表 5-22 报告了非正式社会支持对认知程度（得分越高，代表认知程度越高）的影响，并引入了非正式社会支持与社区环境中基础设施指数的交互项，本书重点关注交互项系数的符号和显著性。在总体样本中，基础设施指数与父母经济支持的交互项不显著，但基础设施指数与子女数量的交互项、基础设施指数与子女经济支持的交互项是显著的，前者系数为正，后者系数为负。这说明，对于子女数量较多的老年人，基础设施指数越高，其认知程度越高。然而，对于能获得子女经济支持的老年人，基础设施指数越高，其认知程度越低。可能的原因是，在基础设施较好的社区，老年人的子女较为孝顺，会为老年人提供经济支持，但老年人此时有较大的心理压力，认知程度会降低。

表 5-22　　　非正式社会支持对认知程度的影响（基础设施的调节作用）

	总体样本 认知程度	城镇样本 认知程度	农村样本 认知程度
子女数量	−0.114***	−0.045	−0.117***
	(0.021)	(0.068)	(0.022)
兄弟姐妹数量	−0.015	−0.017	−0.0137
	(0.014)	(0.047)	(0.016)
子女经济支持	0.065*	−0.029	0.047
	(0.037)	(0.135)	(0.040)
父母经济支持	−0.759	−1.38***	0.556
	(0.478)	(0.531)	(0.969)
子女数量*基础设施	0.016***	0.003	0.017***
	(0.0035)	(0.011)	(0.0038)
兄弟姐妹数量*基础设施	0.007***	0.005	0.007***
	(0.003)	(0.007)	(0.003)
子女经济支持*基础设施	−0.011*	0.005	−0.0003
	(0.006)	(0.023)	(0.008)

续表

	总体样本 认知程度	城镇样本 认知程度	农村样本 认知程度
父母经济支持＊基础设施	0.176	0.228*	−0.022
	(0.115)	(0.127)	(0.233)
控制变量	控制	控制	控制
_cons	3.516***	4.572***	3.465***
	(0.174)	(0.629)	(0.182)
N	9785	3538	6247
R^2	0.207	0.233	0.202

在城镇样本中，基础设施指数与子女数量的交互项、基础设施指数与子女经济支持的交互项均不显著，但基础设施指数与父母经济支持的交互项是显著的（$P<0.1$），且系数为正。这说明，对于能获得父母经济支持的城镇老年人，基础设施指数越高，其认知程度越高。在农村样本中，基础设施指数与子女经济支持的交互项、基础设施指数与父母经济支持的交互项均不显著，但基础设施指数与子女数量的交互项是显著的（$P<0.01$），且系数为正。这说明，对于子女数量较多的农村老年人，基础设施指数越高，其认知程度越高。

表5-23报告了非正式社会支持对认知程度（得分越高，代表认知程度越高）的影响，并引入了非正式社会支持与社区环境中活动场所指数的交互项，本书重点关注交互项系数的符号和显著性。在总体样本中，活动场所指数与父母经济支持的交互项不显著，但活动场所指数与子女数量的交互项、活动场所指数与子女经济支持的交互项是显著的，前者系数为正，后者系数为负。这说明，对于子女数量较多的老年人，活动场所指数越高，其认知程度越高。然而，对于能获得子女经济支持的老年人，活动场所指数越高，其认知程度越低。可能的原因是，在活动场所较好的社区，老年人的子女较为孝顺，会为老年人提供经济支持，但老年人此时有较大的心理压力，认知程度会降低。

表 5-23　　　非正式社会支持对认知程度的影响（活动场所的调节作用）

	总体样本 认知程度	城镇样本 认知程度	农村样本 认知程度
子女数量	-0.097***	-0.137***	-0.081***
	(0.014)	(0.031)	(0.016)
兄弟姐妹数量	0.007	0.035*	0.003
	(0.009)	(0.021)	(0.011)
子女经济支持	0.061***	0.048	0.043
	(0.019)	(0.045)	(0.029)
父母经济支持	-0.051	-0.688**	0.177
	(0.136)	(0.301)	(0.170)
子女数量*活动场所	0.005***	0.004**	0.005***
	(0.001)	(0.002)	(0.002)
兄弟姐妹数量*活动场所	0.003***	0.001	0.003**
	(0.001)	(0.001)	(0.001)
子女经济支持*活动场所	-0.003***	-0.002	0.0002
	(0.0008)	(0.002)	(0.00396)
父母经济支持*活动场所	0.006	0.055**	-0.0866
	(0.014)	(0.021)	(0.067)
控制变量	控制	控制	控制
_cons	3.235***	3.620***	3.394***
	(0.155)	(0.357)	(0.182)
N	9785	3538	6247
R^2	0.228	0.240	0.194

在城镇样本中，活动场所指数与子女经济支持的交互项不显著，但活动场所指数与子女数量的交互项、活动场所指数与父母经济支持的交互项均是显著的，且系数为正。这说明，第一，对于子女数量较多的城镇老年人，活动场所指数越高，其认知程度越高；第二，对于能获得父母经济支持的城镇老年人，活动场所

指数越高，其认知程度越高。在农村样本中，活动场所指数与子女经济支持的交互项、活动场所指数与父母经济支持的交互项均不显著，但活动场所指数与子女数量的交互项是显著的（$P<0.01$），且系数为正。这说明，对于子女数量较多的农村老年人，活动场所指数越高，其认知程度越高。

表 5-24 报告了非正式社会支持对认知程度（得分越高，代表认知程度越高）的影响，并引入了非正式社会支持与社区环境中医疗机构指数的交互项，本书重点关注交互项系数的符号和显著性。在总体样本中，医疗机构指数与子女数量的交互项、医疗机构指数与子女经济支持的交互项、医疗机构指数与父母经济支持的交互项均不显著。

表 5-24　　非正式社会支持对认知程度的影响（医疗机构的调节作用）

	总体样本 认知程度	城镇样本 认知程度	农村样本 认知程度
子女数量	-0.077^{***}	-0.073^{***}	-0.082^{***}
	(0.014)	(0.023)	(0.018)
兄弟姐妹数量	0.028^{***}	0.043^{***}	0.021^{*}
	(0.009)	(0.014)	(0.012)
子女经济支持	0.016	-0.005	0.042^{*}
	(0.018)	(0.027)	(0.023)
父母经济支持	-0.077	-0.408^{*}	0.058
	(0.123)	(0.229)	(0.145)
子女数量 * 医疗机构	0.008	-0.004	0.014^{**}
	(0.005)	(0.007)	(0.007)
兄弟姐妹数量 * 医疗机构	0.002	0.001	0.0002
	(0.003)	(0.004)	(0.005)
子女经济支持 * 医疗机构	-0.008	0.002	0.005
	(0.008)	(0.013)	(0.0130)

续表

	总体样本 认知程度	城镇样本 认知程度	农村样本 认知程度
父母经济支持 * 医疗机构	0.0717	0.195 **	−0.021
	(0.074)	(0.0957)	(0.206)
控制变量	控制	控制	控制
_cons	3.162 ***	3.473 ***	3.365 ***
	(0.154)	(0.348)	(0.181)
N	9785	3538	6247
R^2	0.223	0.235	0.191

在城镇样本中，医疗机构指数与子女数量的交互项、医疗机构指数与子女经济支持的交互项不显著，但医疗机构指数与父母经济支持的交互项是显著的（$P<0.05$），且系数为正。这说明，对于能获得父母经济支持的城镇老年人，医疗机构就医越方便，其认知程度越高。在农村样本中，医疗机构指数与子女经济支持的交互项、医疗机构指数与父母经济支持的交互项均不显著，但医疗机构指数与子女数量的交互项是显著的（$P<0.01$），且系数为正。这说明，对于子女数量较多的农村老年人，医疗机构就医越方便，其认知程度越高。

第四节　小结与讨论

本章通过对不同社区环境下非正式社会支持对老年人健康影响的实证分析，得出如下基本发现：

一、非正式社会支持对老年人生理健康的影响

（一）非正式社会支持对老年人自评健康有显著影响

总体来看，子女数量、兄弟姐妹数量和子女经济支持对老年人自评健康有

显著的正向影响，而父母经济支持对老年人自评健康有显著的负向影响，具体如下：

存活的孩子数量越多，老年人自评健康程度越高，儿女的支持给予老年人安心感。兄弟姐妹数量越多，老年人自评健康程度越高，兄弟姐妹数量越多说明老年人得到帮扶也越多。父母经济支持越多，老年人自评健康程度越低。这可能是因为，对子女来说，父母与子女的关系并非单纯可用债权人与负债人的关系进行衡量，父母因关注儿女生活、健康等而给予的经济支持给其带来压力，以致他们自认为自身生活水平和健康水平不高。子女经济支持越多，老年人自评健康程度越高。这可能是因为，对父母来说，子女的经济支持是对父母的回报，其经济支出直接促进他们生活水平提升。分样本回归显示，上述结论仍然成立。

（二）非正式社会支持对老年人慢性病数量亦有显著影响

总体来看，子女数量或兄弟姐妹数量越多，老年人所获慢性病数量越多，而子女经济支持或父母经济支持越多，老年人所获慢性病数量越少。

子女数量和兄弟姐妹数量对慢性病数量影响为正。这是因为子女数量或兄弟姐妹数量越多，需要处理的各种杂事越多，为了互相帮扶分担从而提高了慢性病积累和发生的概率。父母和子女经济支持对慢性病数量影响为负。父母、子女给予经济支持直接提高老年人生活质量，增加健康投资。

二、非正式社会支持对老年人心理健康的影响

（一）非正式社会支持对老年人抑郁程度有显著影响

总体来看，子女数量越多，老年人越容易陷入抑郁，而兄弟姐妹数量越多，老年人越不容易陷入抑郁，同时子女经济支持越多，老年人越不容易陷入抑郁，但是父母经济支持对老年人抑郁程度没有影响，具体如下：

存活的子女数量越多，老年人越容易陷入抑郁。因为子女越多，老年人越容易操劳、分担子女辛苦。兄弟姐妹数量越多，老年人越不容易陷入抑郁。因为兄弟姐妹数量越多，获得的帮助越大，辛劳得到理解和分担。子女经济支持对老年人心理健康影响为负。子女给予经济支持直接提高老年人生活质量，增加健康投资。然而，父母经济支持对老年人抑郁程度没有影响。分样本回归显示，上述结论仍然成立。

（二）非正式社会支持对老年人认知程度亦有显著影响

总体来看，子女数量对老年人认知程度的影响为负，兄弟姐妹数量和子女经济支持可以促进老年人的认知，但父母经济支持对老年人认知程度没有影响，具体如下：

存活的子女数量越多，老年人认知越差。因为子女越多，老年人越容易操劳、分担子女辛苦，身体认知机能退化快。兄弟姐妹数量越多，老年人认知状况越好。因为兄弟姐妹数量越多，获得的帮助越大，辛劳得到理解和分担。子女经济支持对老年人认知的影响为正。子女给予经济支持直接提高老年人生活质量，增加健康投资。然而，父母经济支持分样本回归显示，上述结论仍然成立。

三、社区环境具有较明显的调节作用

本书将社区环境分为基础设施、活动场所和医疗机构三类。当分析非正式社会支持对老年人自评健康的影响时，引入社区环境与非正式社会支持的交互项，此时基础设施指数与子女经济支持的交互项以及活动场所与子女经济支持的交互项是显著的，且系数为正。这说明，对于能获得子女经济支持的老年人，基础设施指数或活动场所越高，老年人的自评健康越好。可能的原因是，在基础设施越好的社区，老年人的子女较为孝顺，子女能为老年人提供经济支持，提升老年人的自评健康。

当分析非正式社会支持对老年人慢性病数量的影响时，引入社区环境与非正式社会支持的交互项，此时基础设施指数与子女经济支持的交互项是显著的，且系数为负。这说明，对于能获得子女经济支持的老年人来说，基础设施指数越高，老年人的慢性病数量越少。可能的原因是，在基础设施越好的社区，老年人的子女较为孝顺，子女能为老年人提供经济支持，促进老年人的生理健康，所得慢性病数量相应减少。

　　当分析非正式社会支持对老年人抑郁程度的影响时，引入社区环境与非正式社会支持的交互项，此时基础设施指数与子女经济支持的交互项、活动场所指数与子女经济支持的交互项以及医疗机构指数与子女经济支持的交互项是显著的，且系数为正。这说明，对于能获得子女经济支持的老年人，基础设施指数、活动场所指数或医疗机构指数越高，老年人越容易陷入抑郁。可能的原因是，在基础设施、活动场所或医疗机构较好的社区，老年人的子女较为孝顺，会为老年人提供经济支持，但老年人因此会有较大的心理压力，陷入抑郁的概率会提高。

　　当分析非正式社会支持对老年人认知程度的影响时，引入社区环境与非正式社会支持的交互项。第一，基础设施指数与子女数量的交互项、基础设施指数与子女经济支持的交互项是显著的，前者系数为正，后者系数为负。这说明，对于子女数量较多的老年人来说，基础设施指数越高，其认知程度越高。然而，对于能获得子女经济支持的老年人，基础设施指数越高，老年人的认知程度越低。可能的原因是，在基础设施较好的社区，老年人的子女较为孝顺，会为老年人提供经济支持，但老年人因此也会有较大的心理压力，认知程度会降低。第二，活动场所指数与子女数量的交互项、活动场所指数与子女经济支持的交互项是显著的，前者系数为正，后者系数为负。这说明，对于子女数量较多的老年人来说，活动场所指数越高，其认知程度越高。然而，对于能获得子女经济支持的老年人来说，活动场所指数越高，其认知程度越低。可能的原因是，在活动场所较好的社区，老年人的子女较为孝顺，会为老年人提供经济支持，但老年人因此也会有较大的心理压力，认知程度会降低。

第六章　社会支持对老年人健康的影响机制分析

　　社会支持有利于改善老年人身体健康状况，有利于提高老年人的社会参与积极性，进而帮助老年人融入社会；并且通过健康信息的交换，养成健康的生活习惯，进而促进老年人健康水平的提升（Cohen & Wills，1985）。社会支持可以为人们提供更多的健康知识，促进健康信息的传播，使人从事有利于健康的预防性活动，削弱不良健康行为的影响。社区层次的社会资本还可以提供情感性和物质性的社会支持，增加居民参与社会活动的机会等，这些机制都有助于提高人们的健康水平（Kawachi et al.，1999）。社会支持通过社会的、心理的、生物的机制影响到人的健康，它不仅能提供实质性的帮助，还能影响人的思想、情感和行为，从而影响到健康（李建新，2004）。对老年人来说，社会支持主要从信息支持和情感支持两个方面影响他们的健康状况，信息的传递和交换可以帮助他们改变健康行为，进而提升他们的健康状况，进而帮助其进行自我治疗和健康管理（杨化龙、鞠晓峰，2017）。也有学者指出，社区支持主要通过影响老年人的健康行为如步行活动、抽烟喝酒、锻炼身体频率等，进而影响健康（Lorig，2003）。由此可知，通过社会支持，老年人可以交流健康信息，养成良好的生活保健习惯，定期进行体育锻炼，进而提升自身健康。根据前文的文献综述和理论分析以及上述讨论，健康行为可以作为社会支持影响老年人健康的一个中介因素。

　　满意度是影响心理健康的一个重要因素，有研究表明较低的满意度与心理疾病（Lewinsohn et al.，1991）、抑郁症状（Koivumaa-Honkanen et al.，2001）及自杀倾向（Bray & Gunnell，2006）高度相关。Karen（1997）指出，社会支持会通过影响老年人的生活满意度进而影响老年人的健康评价。贺寨平（2012）研究发现，情感支持网和社交支持网的规模对生活满意度和身体健康状况有正向影

172

响,即情感支持网和社交支持网的规模越大,老年人的生活满意度越高,身体越健康。肖巧玲等(2018)认为社会支持有利于降低孤独感,而孤独感对生活满意度具有重要影响,也就是说,社会支持水平越高,孤独体验越少,生活满意度越高,健康状况越好。本书在梳理社会支持对老年人健康影响的过程中发现,满意度在其中起到重要中介效应,社会支持会先影响老年人的满意度进而影响老年人的健康。

考察在社区环境中社会支持如何影响健康,不但需要厘清社会支持的传导机制,而且需要分类讨论在何种社区环境下社会支持如何影响健康。通过文献的梳理,本章探讨社会支持影响老年人健康的两个重要中介变量(健康行为和满意度)是如何发挥影响效应的。

第一节 实证分析的方法

本书将健康行为和满意度设置为中介变量(健康行为和满意度的概念和测量详见第三章第一节),分析社会支持对老年人健康的影响机制,本书在此首先分析社会支持对健康行为和满意度的影响,其中健康行为为 0~1 哑变量,运用二元 Probit 模型进行估计;满意度为定序变量,运用排序回归模型进行估计,然后再分析健康行为和满意度对老年人生理健康和心理健康的影响,计量模型同第四章和第五章,具体模型如下:

一、二元 Probit 模型分析

设 $x^T = (x_1, \cdots, x_h)$ 为一组自变量,$x^T = (x_1, \cdots, x_h)$ 为自变量,自变量包含正式社会支持、非正式社会支持、年龄、性别、婚姻状况等。当 health behavior 是健康行为时,记为 health behavior = 1;当 health behavior 为不健康行为时,记为 health behavior = 0。用 p 表示健康行为出现的概率;用 $1 - p$ 表示不健康行为出现的概率。

建立包含 h 个自变量的 Probit 回归模型如下:

$$\text{Probit(health behavior} = 1) = \alpha_j + \beta_1 x_1 + \beta_2 x_2 + \cdots + \beta_h x_h$$

二、有序 Probit 模型的设定

设因变量 satisfaction（满意度）为有 k 个等级的有序变量：satisfaction = 1，2，$\cdots$，k。$x^T = (x_1, \cdots, x_h)$ 为自变量，自变量包含正式社会支持、非正式社会支持、年龄、性别、婚姻状况等。记 satisfaction 的等级为 j 的概率为 $P(\text{satisfaction} \mid x) = p_j$，$j = 1, 2, \cdots, k$。satisfaction 的累积概率（cumulative probability）是指 satisfaction 落在一个特定点的概率，对结果为类别小于等于 j 时，其累积概率为：

$$P(\text{satisfaction} \leq j \mid x) = p_1 + p_2 + \cdots + p_j, \ j = 1, 2, \cdots, k$$

累积概率满足：$P(\text{satisfaction} \leq 1) \leq \cdots \leq P(\text{satisfaction} \leq k) = 1$。作 Probit 变换：

$$\frac{P(\text{satisfaction} \leq j)}{1 - P(\text{satisfaction} \leq j)} = \alpha_j + \beta_1 x_1 + \beta_2 x_2 + \cdots + \beta_h x_h$$

第二节　影响机制一：健康行为作为中介变量

一、正式社会支持对健康行为的影响

养老保险能够显著改善老年人的自理能力、减少慢性病数量，对老年人的健康意识和健康行为有显著影响。老年人的健康行为可能会因购买医疗保险而改变，进而影响身体健康。其影响包括两种，一种是参保者在得到医疗保险的保障后可能会忽视维持健康生活方式的重要性，这对于未来身体健康是不利的；另一种是参保者通过购买医疗保险能享受到预防疾病的医疗服务，提升了参保者的健康意识，让其生活方式变得更加健康，也有利于提升参保者的个人健康水平。已有学者对健康展开了较深入的研究，有研究把与健康风险有关的行为模式称为生活方式。生活方式与个人健康状态有较强的直接因果关联，具体生活方式包括吸烟、饮酒、饮食、锻炼、常规体检等（王甫勤，2015）。有学者认为，社会经济地位通过健康生活方式影响人们的健康水平。本书基于上述已有研究，更加侧重个体对于健康行为的不同选择。本书在新的社会调查数据基础上，对已有假设进

行检验，并与其他因素进行比较。

通过前文的分析得知，医疗保险对健康的影响主要是通过两种途径：一是医疗服务利用，二是基本特征如健康行为等。现今学界对医疗保险对健康的影响机制研究主要包括三类，如图 6-1 所示。根据上述研究，本书对影响机制进行了检验，其结果具体见表 6-1：

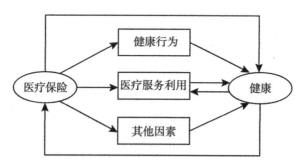

图 6-1　医疗保险对健康影响的机制

表 6-1　　　　　　　　　**正式社会支持对健康行为的影响**

	（1）	（2）	（3）	（4）
	体育锻炼	社交活动	吸烟	喝酒
养老保险	0.021	0.075 ***	−0.011	−0.009
	(0.019)	(0.019)	(0.030)	(0.021)
医疗保险	0.019	0.178 ***	−0.078	0.043
	(0.032)	(0.032)	(0.052)	(0.036)
其他社会救助	−0.051 **	0.557 ***	0.153 ***	0.085 ***
	(0.024)	(0.026)	(0.039)	(0.027)
控制变量	控制	控制	控制	控制
_cons	−4.744	5.343	−3.045	5.969
	(133.3)	(171.6)	(173.5)	(168.0)
N	9785	9785	9785	9785
R^2	0.001	0.041	0.203	0.160

从表 6-1 可以看出，养老保险、医疗保险和其他社会救助对老年人社交活动

的影响系数分别为 0.0749、0.178 和 0.557，均在 1% 水平下通过显著性检验。说明养老保险和医疗保险有利于老年人开展社交活动，对其健康具有积极作用。可能的原因在于，养老金为老年人带来更多的可支配收入，因此老年人可以自己负担社交所带来的成本，能够获得更丰富的活动种类和活动范围。同时，拥有医疗保障可以让老年人更安心进行社交行为，而无须担心生病所带来的大额医疗费用。因此，养老金带来的更多收入与医疗保险带来的安心，都能促进老年人的社交，提高老年人的健康水平。养老保险和医疗保险对老年人的体育锻炼、吸烟喝酒等行为不具有显著影响，但其他社会救助对老年人体育锻炼的影响显著为负，对老年人吸烟、喝酒的影响系数均为正，且通过 1% 的显著检验。可能是由于社会补助多数以物资或以非现金形式发放，老年人不能直接进行健康投资。而社会补助对社交活动、吸烟饮酒起促进作用，一定生活条件的改善给老年人购买香烟、酒类及进行社交活动留有余地。

二、非正式社会支持对健康行为的影响

非正式社会支持主要体现在代际支持、子女迁移、隔代照料等方面。家庭在个人生活中发挥着中心作用，代际关系能够调节各种外部风险对个人的影响。宋利朝（2015）认为家庭幸福、子女孝顺、邻里和睦、生活充实是高龄老年人晚年精神生活质量的重要影响因素。

赵玉茁（2018）研究发现，随着农村青壮年外出务工浪潮的到来，老年人能够交往的机会越来越少，老年人的社交圈子在缩小，这使得老年人心理上得不到有效慰藉。由于子女外出务工，留守老年人除了照料自己的生计外，还要照料孙子女。学术界就隔代照料对老年人健康的影响意见上并不一致，有些研究认为留守老年人照料孙子女，有助于缓解老年人的孤独感，对留守老年人的身心健康起到保护作用。但大多数研究认为隔代照料孙子女不利于留守老年人的身心健康，其观点主要是认为隔代照料对于老年人而言，是一件十分耗费精力和时间的事情，不仅加重了老年人的劳务负担，而且占用了老年人身体锻炼和医疗就诊的机会（左冬梅、李树茁，2011；Winefield，2010；Baker & Silverstein，2008）。相关研究发现，提供隔代照料的老年人的健康问题更多，且寻求就诊的次数更为频繁（Musil & Ahmad，2002；Lee et al.，2003），提供低强度隔代照料的老年人对其

自评健康有负面作用（黄国桂等，2016；郑晓冬、方向明，2017；周晶、韩央迪等，2016；肖雅勤，2017）。照料孙子女对老年人的生理健康（Hughes et al.，2007；Balukonis et.，2008；Lee et al.，2003；Roe et al.，1996；Whitley et al.，2001；Minkler et al.，1992；Minkler & Fuller-Thomson，1999；Solomon & Marx，2000）、心理健康（Di Gessa et al.，2015；Baker & Silverstein，2008；Whitley et al.，2001）、认知功能（宋璐等，2013）都有影响。

根据上述研究，本书对影响机制进行了检验，具体如表 6-2 所示：

表 6-2   非正式社会支持对健康行为的影响

	（1） 体育锻炼	（2） 社交活动	（3） 吸烟	（4） 喝酒
存活的子女数量	0.043 **** （0.009）	−0.022 ** （0.009）	−0.089 *** （0.016）	−0.046 *** （0.010）
存活的兄弟姐妹数量	0.045 *** （0.006）	−0.023 *** （0.006）	−0.039 *** （0.009）	−0.039 *** （0.006）
父母经济支持	0.005 （0.009）	0.041 （0.029）	−0.122 （0.085）	−0.008 （0.013）
子女经济支持	0.0004 （0.001）	−0.00003 （0.0001）	−0.001 （0.002）	0.002 （0.001）
养老保险	0.001 （0.024）	0.052 ** （0.025）	−0.012 （0.041）	−0.013 （0.027）
医疗保险	0.034 （0.042）	0.158 *** （0.043）	−0.198 *** （0.067）	0.009 （0.047）
其他社会救助	-0.074 ** （0.034）	0.392 *** （0.035）	0.178 *** （0.055）	0.137 *** （0.036）
控制变量	控制	控制	控制	控制
_cons	-0.198 （0.138）	0.623 *** （0.141）	−0.279 （0.211）	−0.671 *** （0.145）
N	9785	9785	9785	9785
R^2	0.002	0.029	0.207	0.145

从表 6-2 可以看出，存活的子女数量对老年人体育锻炼、吸烟、喝酒等行为的影响系数分别为 0.0432、-0.0896、-0.0455，均通过 1% 的显著性检验，对老年人社交活动行为的影响系数为 -0.0215，在 5% 显著性水平上通过检验。这说明存活的子女数量越多，老年人进行体育锻炼的概率就越高，同时其开展社交活动和吸烟饮酒行为发生的概率越低。原因可能在于，首先，存活的子女数量多的老年人家庭规模一般比较大，老年人会积极保持自己健康以减轻子女的负担；其次，家庭成员多就意味着老年人获得陪伴与照顾的时间相对较多，关注自己家庭成员的时间更多，也就使得老年人相对缺乏社交；最后，子女数量多对老年人也有一种监督作用，子女监督使其减少抽烟、喝酒行为，保持身体健康，当然，老年人也会为儿女健康树立榜样而减少吸烟饮酒行为。存活的兄弟姐妹数量对老年人体育锻炼行为的影响显著为正，对老年人社交活动、吸烟、喝酒行为的影响系数为 -0.0229、-0.0399、-0.0399，均通过 1% 显著性检验。说明兄弟姐妹数量越多，老年人进行体育锻炼的概率越高，但其社交活动和吸烟、饮酒行为发生概率越低。原因与前者类似。父母经济支持和子女经济支持对老年人健康行为的影响并不显著。

三、健康行为对老年人健康的影响

前文分析了社会支持（包含正式社会支持和非正式社会支持）对健康行为的影响，此为影响机制分析的第一步，那么社会支持对老年人健康的影响是否是通过诸如老年人的健康行为作为中介来产生影响的呢？或者说健康行为是否会影响老年人健康呢？本书对影响机制的第二步进行了检验，即对健康行为是否会影响老年人健康（包含生理健康和心理健康）进行了分析，即健康行为对老年人健康的影响。

通过表 6-3 中的模型（1）的数据显示，饮酒对自评健康的影响为负，说明从自评健康的角度出发，饮酒不利于健康；再看模型（2），经常参加体育锻炼会减少慢性病数量，而抽烟会增加慢性病数量，这一计量结果与常识吻合；通过模型（3）的数据结果分析，抽烟的老年人容易抑郁；通过模型（4），可以推测，老年人经常参加社交活动会提高其认知程度，不仅如此，老年人抽烟也会降低其认知程度，这同样与常识吻合。可见，本书所列举的健康行为（包含体育锻炼、社交活动、抽烟和饮酒）对老年人的生理健康和心理健康均能产生影响，也就是说该影响机制是成立的。

表 6-3　　　　　　　　　　健康行为对老年人健康的影响

	（1）自评健康	（2）慢性病数量	（3）抑郁程度	（4）认知
体育锻炼	0.032	−0.063*	0.001	−0.012
	（0.045）	（0.034）	（0.040）	（0.032）
社交活动	−0.070	−0.013	0.033	0.145***
	（0.048）	（0.036）	（0.042）	（0.034）
吸烟	−0.030	0.505***	−0.212***	−0.130***
	（0.071）	（0.052）	（0.062）	（0.049）
饮酒	−0.211***	−0.043	0.026	−0.005
	（0.051）	（0.038）	（0.045）	（0.036）
控制变量	控制	控制	控制	控制
N	4845	9785	9785	9785
R^2	0.019	0.129	0.044	0.142

四、不同社区环境下的影响机制分析

第四章和第五章分析了社区环境的调节作用，即加入社区环境与社会支持的交互项，情况会如何变化。在这里，本书将分析在不同社区环境下，这一影响机制是否同样存在。本书所构建的社区环境指数为基础设施指数、活动场所指数与医疗机构指数的总和，取值为 2~31 分，中位数为 11 分。因此本书将社区环境指数低于 11 分的界定为一般社区环境，将社区环境指数高于 11 分（含 11 分）的定义为较好的社区环境。

（一）不同社区环境下社会支持对健康行为的影响

表 6-4 分析了在不同社区环境下，社会支持（包含正式社会支持和非正式社会支持）对健康行为的影响。首先，来看在一般社区环境下，社会支持对健康行

表 6-4　不同社区环境下社会支持对健康行为的影响

	一般社区环境				较好社区环境			
	(1) 体育锻炼	(2) 社交活动	(3) 吸烟	(4) 饮酒	(5) 体育锻炼	(6) 社交活动	(7) 吸烟	(8) 饮酒
养老保险	0.082** (-0.032)	0.030 (-0.033)	0.057 (-0.056)	0.025 (-0.036)	-0.009 (-0.022)	0.101*** (-0.023)	-0.035 (-0.036)	-0.028 (-0.025)
医疗保险	0.066 (-0.059)	0.123** (-0.06)	-0.094 (-0.09)	-0.013 (-0.065)	-0.003 (-0.038)	0.208*** (-0.039)	-0.069 (-0.061)	0.0675 (-0.042)
其他社会救助	0.002 (-0.045)	0.553*** (-0.047)	0.024 (-0.080)	0.027 (-0.049)	-0.074** (-0.029)	0.555*** (-0.032)	0.187*** (-0.045)	0.116*** (-0.032)
子女数量	0.053*** (-0.008)	-0.031** (-0.008)	-0.099*** (-0.006)	-0.055*** (-0.011)	0.043*** (-0.009)	-0.021** (-0.009)	-0.089*** (-0.016)	-0.045*** (-0.010)
兄弟姐妹数量	0.035*** (-0.005)	-0.032*** (-0.004)	-0.049*** (-0.008)	-0.049*** (-0.004)	0.045*** (-0.005)	-0.022*** (-0.005)	-0.039*** (-0.009)	-0.039*** (-0.005)
父母经济支持	0.006 (-0.009)	0.051 (-0.039)	-0.222 (-0.184)	-0.009 (-0.023)	0.005* (-0.009)	0.041 (-0.028)	-0.122 (-0.084)	-0.008 (-0.0131)
子女经济支持	0.001 (-0.002)	-0.00004 (-(0.00006))	-0.001 (-0.003)	0.003 (-0.002)	0.0004 (-0.001)	-0.00003 (-0.00005)	-0.001 (-0.002)	0.001 (-0.001)

续表

	一般社区环境				较好社区环境			
	(1) 体育锻炼	(2) 社交活动	(3) 吸烟	(4) 饮酒	(5) 体育锻炼	(6) 社交活动	(7) 吸烟	(8) 饮酒
控制变量	控制	控制	控制	控制	控制	控制	控制	控制
_cons	-0.287	0.724***	0.649**	-0.927***	-0.197	0.783***	-0.571**	-0.075
	(-0.185)	(-0.189)	(-0.288)	(-0.196)	(-0.16)	(-0.165)	(-0.252)	(-0.165)
N	4893	4893	4893	4893	4892	4892	4892	4892
R^2	0.002	0.024	0.207	0.169	0.001	0.043	0.208	0.169

为的影响。在模型（1）中，养老保险对体育锻炼的影响为正，也就是说拥有养老保险的老年人，更愿意参加体育锻炼；存活的子女数量越多或者存活的兄弟姐妹数量越多，越愿意参加体育锻炼。在模型（2）中，医疗保险和其他社会救助对社交活动的影响为正，也就是说拥有医疗保险或其他社会救助的老年人，更愿意参加社交活动；存活的子女数量越多或者存活的兄弟姐妹数量越多，越不愿意参加社交活动，原因同上，此处不再赘述。在模型（3）中，存活的子女数量越多或者存活的兄弟姐妹数量越多，越不容易抽烟。在模型（4）中，存活的子女数量越多或者存活的兄弟姐妹数量越多，越不容易饮酒。可见，在一般社区环境下，社会支持对健康行为有显著的影响。那么，在一般社区环境下，健康行为对老年人健康有影响吗？本书将检验影响机制的第二步。表6-4同样分析了在一般社区环境下，社会支持（包含正式社会支持和非正式社会支持）对健康行为的影响。在模型（5）中，其他社会救助对体育锻炼的影响为负，也就是说拥有其他社会救助的老年人，更不愿意参加体育锻炼；存活的子女数量越多或者存活的兄弟姐妹数量越多，越愿意参加体育锻炼。在模型（6）中，养老保险、医疗保险和其他社会救助对社交活动的影响为正，也就是说拥有养老保险、医疗保险或其他社会救助的老年人，更愿意参加社交活动；存活的子女数量越多或者存活的兄弟姐妹数量越多，越不愿意参加社交活动，原因同上，此处不再赘述。在模型（7）中，拥有其他社会救助的老年人，更容易抽烟，原因同上；存活的子女数量越多或者存活的兄弟姐妹数量越多，越不容易抽烟。在模型（8）中，拥有其他社会救助的老年人，更容易饮酒，原因同上；存活的子女数量越多或者存活的兄弟姐妹数量越多，越不容易饮酒。可见，在较好社区环境下，社会支持对健康行为有显著的影响。那么，在较好社区环境下，健康行为对老年人健康有影响吗？本书将检验影响机制的第二步。

（二）不同社区环境下健康行为对老年人健康的影响

表6-5分析了在不同社区环境下，健康行为对老年人健康的影响。

表6-5 不同社区环境下健康行为对对老年人健康的影响

	一般社区环境				较好社区环境			
	(1) 自评健康	(2) 慢性病数量	(3) 抑郁程度	(4) 认知	(5) 自评健康	(6) 慢性病数量	(7) 抑郁程度	(8) 认知
体育锻炼	0.017 (-0.037)	0.013 (-0.035)	-0.015 (-0.031)	0.089** (-0.03)	0.034 (-0.026)	0.001 (-0.023)	0.023 (-0.021)	0.015 (-0.027)
社交活动	-0.062 (-0.038)	-0.004 (-0.035)	0.111*** (-0.031)	0.047 (-0.039)	0.081*** (-0.027)	-0.014 (-0.024)	0.082*** (-0.023)	0.163*** (-0.028)
吸烟	-0.085 (-0.076)	0.583*** (-0.070)	-0.143** (-0.063)	-0.125 (-0.078)	-0.030 (-0.049)	0.567*** (-0.043)	-0.150*** (-0.040)	-0.216*** (-0.049)
饮酒	-0.197*** (-0.044)	0.172*** (-0.041)	0.045 (-0.037)	0.053 (-0.045)	-0.192*** (-0.031)	0.159*** (-0.027)	0.058** (-0.025)	-0.044 (-0.031)
控制变量	控制	控制	控制	控制	控制	控制	控制	控制
N	2423	4893	4893	4893	2422	4892	4892	4892
R^2	0.014	0.094	0.04	0.127	0.015	0.11	0.027	0.101

首先看一般社区环境下，健康行为对老年人健康的影响。先看模型（1），饮酒对自评健康的影响为负，说明从自评健康的角度出发，饮酒不利于健康；再看模型（2），抽烟或者饮酒会增加慢性病数量，这一计量结果与常识吻合；再看模型（3），经常参加社交活动的老年人不容易抑郁，抽烟的老年人容易抑郁；再看模型（4），经常参加体育锻炼的老年人认知程度越高。可见，在一般社区环境下，本书所列举的健康行为（包含体育锻炼、社交活动、抽烟和饮酒）对老年人的生理健康和心理健康均能产生影响，也就是说该影响机制是成立的。

表6-5还分析了在较好社区环境下，健康行为对老年人健康的影响。先看模型（5），社交活动对老年人自评健康的影响为正，说明老年人越参加社交活动，其自评健康程度越高，饮酒对自评健康的影响为负，说明从自评健康的角度出发，饮酒不利于健康；再看模型（6），抽烟或者饮酒会增加慢性病数量，这一计量结果与常识吻合；再看模型（7），经常参加社交活动的老年人越不容易患上抑郁，抽烟或饮酒的老年人容易抑郁；再看模型（8），经常参加社交活动的老年人认知程度越高，经常抽烟的老年人认知程度会降低。可见，在良好社区环境下，本书所列举的健康行为（包含体育锻炼、社交活动、抽烟和饮酒）对老年人的生理健康和心理健康均能产生影响，也就是说该影响机制是成立的。

第三节　影响机制二：满意度作为中介变量

一、正式社会支持对老年人满意度的影响

表6-6结果表明，养老保险对老年人婚姻满意度、健康满意度、生活满意度和子女满意度的影响系数分别为0.068、0.071、0.048、0.052，均通过显著性检验，说明养老保险对老年人在四个方面的满意度均有正向影响。医疗保险对老年人婚姻意度的影响系数为0.097，且在5%水平上通过显著性检验，对健康满意度、生活满意度和子女满意度的影响系数分别为0.098、0.114、0.163，均在1%水平上通过显著性检验，说明医疗保险对老年人四个方面的满

意度也均有正向影响。可能是由于养老保险和医疗保险两项社会保险直接给老年人提供了经济保障和医疗保障，让其生活压力和心理负担减小。而其他社会救助对婚姻满意度、健康满意度、生活满意度和子女满意度的影响系数分别为-1.276、-0.789、-1.225和-1.369，均通过1%的显著检验，说明其他社会救助对老年人在婚姻满意度、健康满意度、生活满意度和子女满意度四个方面均呈显著的负向影响，即提高其他社会救助水平，将降低老年人在四个方面的满意度。可能的原因在于，社会转移支付的对象一般是社会阶层相对低、较为贫穷和弱势的群体，对于这部分老年人来说，这是外界对其生活的负面认知，以至于他们对一切满意度评价较低。

表6-6　　　　　　　　　　正式社会支持对老年人满意度的影响

	(1) 婚姻满意度	(2) 健康满意度	(3) 生活满意度	(4) 子女满意度
养老保险	0.068 *** (0.027)	0.071 *** (0.019)	0.048 ** (0.024)	0.052 * (0.026)
医疗保险	0.097 ** (0.045)	0.098 *** (0.034)	0.114 *** (0.040)	0.163 *** (0.043)
其他社会补助	-1.276 *** (0.030)	-0.789 *** (0.025)	-1.225 *** (0.027)	-1.369 *** (0.028)
控制变量	控制	控制	控制	控制
_cons	-3.254 (90.95)	-4.147 (179.4)	-4.288 (120.2)	-3.258 (105.7)
N	9785	9785	9785	9785
R^2	0.465	0.049	0.140	0.222

二、非正式社会支持对老年人满意度的影响

社会支持对老年人来说特别重要。社会支持有利于改善身体健康（Cohen & Wills, 1985），社会支持有利于减少抑郁症的发生（Cohen & Wills, 1985;

Cutrona & Russell，1987；Roberts & Gotlib，1997；Lynch et al.，1999），社会支持可以降低老年人的孤独感（Jones & Moore，1987；Russell，1996）。

有研究通过调查分析农村老年人的需求问题，尝试通过社交活动、邻里关系、经济支持、情感支持、劳动供给、照料孙辈、子女探望等方面来构建农村老年人的社会支持系统（徐忠、唐亚林，2017；张邦辉、陈乙酉，2017；郑晓冬、方向明，2017；张邦辉、李为，2018）。有学者以老年人的生活满意度为因变量，以社会支持的质量和数量为自变量，探寻社会支持与老年人的生活满意度之间究竟有什么影响关系，研究发现：社会支持的质量高低对老年人的生活满意度有显著影响，社会支持的数量多少对老年人生活满意度的高低基本上没有影响（Karen Miller，1997）。

有关心理健康方面文献研究主要集中在主观幸福感、生活满意度、抑郁、自杀、社会支持等方面（丁凤琴、王勇慧，2011；王洛忠、李唯真，2013；赵兰香，2011；Jee & Lee，2013；Li，Wu，Sun，Chen & Wang，2015；Helvik，et al.，2016；Sivertsen，et al.，2015；Fancourt & Steptoe，2018）。

曹玮纯（2015）通过文献研究的方式，从留守老年人的经济、医疗、情感、日常生活的正式与非正式社会支持角度分析了留守老年人的社会支持现状。韦璞（2018）认为从社会交换理论来看，社会支持是留守老年人的重要生活保障，特别是非正式社会支持在以家庭养老为主的养老模式中发挥重要作用。当前，我国政府组织实施的正式社会支持还很少，对农村老年人的帮助有限。对留守老年人的社会支持主要分为经济支持（借钱借物、赠予财物）、劳动力支持（家务支持、搬重物支持、购物支持）、精神支持（谈心解闷、解决矛盾、商量大事）、养老支持（生活照料、养老依靠）。向运华、姚虹（2016）基于2011年中国健康与养老追踪调查数据，研究了城乡老年人社会支持的差异以及对健康状况和生活满意度的影响，结果表明：城镇老年人不仅获得的社会支持多于农村老年人，身体健康状况及生活满意度也优于农村老年人。正式社会支持仅对老年人的生活满意度有积极影响，对老年人身体健康的作用有限；在非正式社会支持中，子女的经济支持对老年人身体健康和生活满意度的作用都非常有限，精神支持则对老年人的身体健康及生活满意度有很大的促进作用。Karen Miller（1997）关于老年人社会支持与生活满意度的研究发现社会支持的质量对生活满意度产生独立影响，以社会支持的质量和数量为自变量、生活满意度为因变量进行回归分析发现，社会支持的数量多少对生活满意度高低没有影响，质量方面对其则有显著影响。Vandervoort（1999）对社会支持与心理健康关系进行研究发现，社会支持的质量比数量对老年人身心健康的影响要更大，与社会支持的质量对身体健康比心理健康的影响要大。

根据上述研究，本书对影响机制进行了检验，具体见表6-7。

表6-7   **非正式社会支持对满意度的影响**

	（1） 婚姻满意度	（2） 健康满意度	（3） 生活满意度	（4） 子女满意度
在世孩子数量	−0.032** (0.014)	−0.039*** (0.009)	−0.014 (0.011)	0.043*** (0.0124)
兄弟姐妹数量	0.020** (0.008)	0.014** (0.005)	0.029*** (0.007)	0.031*** (0.0081)
子女经济支持	0.001 (0.002)	0.00003 (0.0001)	0.007*** (0.002)	0.015*** (0.0030)
父母经济支持	0.002 (0.017)	−0.008 (0.009)	0.002 (0.012)	0.003 (0.015)
养老保险	0.072* (0.037)	0.048* (0.025)	0.055* (0.031)	0.073** (0.035)
医疗保险	0.074** (0.033)	0.086* (0.044)	0.078*** (0.026)	0.075*** (0.028)
其他社会救助	−0.687*** (0.048)	−0.491*** (0.034)	−0.819*** (0.038)	−0.88*** (0.040)
控制变量	控制	控制	控制	控制
_cons	0.369 (0.418)	−0.116 (0.142)	−0.240 (0.159)	−0.697*** (0.199)
N	9785	9785	9785	9785
R^2	0.094	0.119	0.152	0.313

根据表 6-7 的结果可知，在世孩子数量对老年人婚姻满意度的影响系数为 −0.0328，且通过 5% 的显著检验，对健康满意度的影响为 −0.0394，且通过 1% 的显著检验，对生活满意度的影响不显著，对子女满意度的影响系数为 0.0436，且通过 1% 的显著检验，说明子女在世的数量越多，老年人对婚姻满意度、健康满意度越低，而对子女满意度越高。其原因可能是由于子女数多，家庭事务和问题也就越多，老年人越容易劳累过度，所以对健康满意度比较低；而受到传统观念"多子多福、颐养天年"思想的影响，所以老年人对子女满意度较高。兄弟姐妹数量对老年人婚姻满意度、健康满意度、生活满意度和子女满意度的影响系数分别为 0.0208、0.0145、0.029、0.0311，均通过显著性检验，说明养兄弟姐妹数量对老年人四个方面的满意度均有正向影响，即兄弟姐妹数量越多，老年人对婚姻满意度、健康满意度、生活满意度和子女满意度就越高。这可能是因为兄弟姐妹数量多意味着可以相互帮助、支持和分担。子女经济支持对老年人的生活满意度和子女满意度的影响显著，且为正，但对和婚姻满意度和健康满意度无显著影响。可能是由于子女经济支持可以直接提高父母生活质量，从而使得父母对子女的满意度和生活满意度相应提高。父母经济支持对老年人婚姻满意度、健康满意度、生活满意度和子女满意度并无显著影响。

三、满意度对老年人健康的影响

前文分析了社会支持（包含正式社会支持和非正式社会支持）对满意度的影响，此为影响机制分析的第一步，那么满意度是否会影响老年人健康呢？本书对影响机制的第二步进行了检验，即分析满意度是否会对老年人健康（包含生理健康和心理健康）产生影响进行了分析，即满意度对老年人健康的影响。

如表 6-8 所示，先看模型（1），健康满意度和生活满意度对自评健康的影响为正，说明从自评健康的角度出发，对自己的健康和生活越满意，越有利于健康；再看模型（2），如果对自己的健康越满意，慢性病数量可以减少，也就说明健康满意度越高，慢性病数量越少；再看模型（3），如果老年人婚姻满意度、健康满意度和生活满意度越高，老年人越倾向于不抑郁，也就是说对婚姻、健康和生活越满意的老年人，越不抑郁；再看模型（4），如果老年人婚姻满意度、健康满意度、生活满意度和子女满意度越高，老年人的认知程度越高，也就是说对婚姻、健康、生活和子女越满意的老年人，认知程度越高。可见，本书所列举的满意度（包含婚姻满意度、健康满意度、生活满意度和子女满意度）对老年人的生理健康和心理健康均能产生影响，也就是说该影响机制是成立的。

表 6-8 　　　　　　　　　**满意度对老年人健康的影响**

	（1） 自评健康	（2） 慢性病数量	（3） 抑郁程度	（4） 认知
婚姻满意度	-0.0002 (0.102)	0.054 (0.077)	0.179** (0.087)	0.153** (0.071)
健康满意度	1.164*** (0.063)	-0.484*** (0.045)	0.453*** (0.051)	0.126*** (0.042)
生活满意度	0.251*** (0.092)	0.0285 (0.072)	0.554*** (0.081)	0.262*** (0.067)
子女满意度	0.137 (0.115)	-0.111 (0.087)	0.053 (0.101)	0.390*** (0.081)
控制变量	控制	控制	控制	控制
N	4845	9785	9785	9785
R^2	0.084	0.134	0.079	0.156

四、不同社区环境下的影响机制分析

第四章和第五章均分析了社区环境的调节作用，即加入社区环境与社会支持的交互项，情况会如何变化。在这里，本书将分析不同社区环境下，这一影响机制是否同样存在。本书构建社区环境指数，为基础设施指数、活动场所指数与医疗机构指数的总和，取值为 2~31 分，中位数为 11 分，因此本书将社区环境指数低于 11 分的界定为一般社区环境，将社区环境指数高于 11 分（含 11 分）的定

义为较好的社区环境。

（一）不同社区环境下社会支持对满意度的影响

表6-9分析了不同社区环境下，社会支持（包含正式社会支持和非正式社会支持）对满意度的影响。首先来看，在一般社区环境下，社会支持对满意度的影响。在模型（1）中，其他社会救助对婚姻满意度的影响为负，也就是说对于拥有其他社会救助的老年人，婚姻满意度更低，原因同上，此处不再赘述。在模型（2）中，养老保险对健康满意度的影响为正，而其他社会救助对健康满意度的影响为负，也就是说对于拥有养老保险的老年人，健康满意度越高；而拥有其他社会救助的老年人，健康满意度更低；存活的子女数量越多，健康满意度更低，原因同上，此处不再赘述。在模型（3）中，医疗保险对生活满意度的影响为正，而其他社会救助对生活满意度的影响为负，也就是说拥有医疗保险的老年人，生活满意度越高；而拥有其他社会救助的老年人，生活满意度更低；子女经济支持越多，生活满意度更高，原因同上，此处不再赘述。在模型（4）中，其他社会救助对子女满意度的影响为负，也就是说拥有其他社会救助的老年人，子女满意度越低；而兄弟姐妹数量和子女经济支持越多，子女满意度越高，也就是说兄弟姐妹数量或子女经济支持越多，子女满意度越高。可见，在一般社区环境下，社会支持对满意度有显著的影响。那么，在一般社区环境下，满意度对老年人健康有影响吗？本书将检验影响机制的第二步。

表6-9还分析了在较好社区环境下，社会支持（包含正式社会支持和非正式社会支持）对满意度的影响。在模型（5）中，养老保险对婚姻满意度的影响为正，而其他社会救助对婚姻满意度的影响为负，也就是说对于拥有养老保险的老年人，婚姻满意度更高，而拥有其他社会救助的老年人，婚姻满意度更低，且子女数量对婚姻满意度的影响为负，也就是说子女数量越多，婚姻满意度越低，原因同上，此处不再赘述。在模型（6）中，养老保险对健康满意度的影响为正，而其他社会救助对健康满意度的影响为负，也就是说拥有养老保险的老年人，健康满意度越高；而拥有其他社会救助的老年人，健康满意度更低；存活的子女数量越多，健康满意度更低，且兄弟姐妹数量越多，健康满意度更高，原因同上，此处不再赘述。在模型（7）中，养老保险对生活满意度的影响为正，而其他社

表6-9　不同社区环境下社会支持对老年人满意度的影响

	一般社区环境				较好社区环境			
	(1) 婚姻满意度	(2) 健康满意度	(3) 生活满意度	(4) 子女满意度	(5) 婚姻满意度	(6) 健康满意度	(7) 生活满意度	(8) 子女满意度
养老保险	-0.083 (-0.068)	0.107** (-0.044)	-0.066 (-0.055)	0.009 (-0.063)	0.093** (-0.045)	0.095*** (-0.032)	0.114*** (-0.038)	0.100** (-0.043)
医疗保险	0.065 (-0.125)	-0.121 (-0.08)	0.178** (-0.089)	0.071 (-0.104)	0.074 (-0.079)	-0.069 (-0.055)	0.025 (-0.064)	0.072 (-0.069)
其他社会救助	-0.459*** (-0.092)	-0.384*** (-0.061)	-0.622*** (-0.067)	-0.720*** (-0.072)	-0.776*** (-0.057)	-0.540*** (-0.042)	-0.907*** (-0.046)	-0.954*** (-0.048)
子女数量	-0.001 (-0.026)	-0.049*** (-0.016)	-0.025 (-0.019)	0.033 (-0.021)	-0.046** (-0.017)	-0.031*** (-0.011)	-0.007 (-0.014)	-0.050*** (-0.015)
兄弟姐妹数量	0.012 (-0.015)	0.002 (-0.0102)	0.019 (-0.012)	0.042*** (-0.014)	0.022** (-0.010)	0.021*** (-0.007)	0.033*** (-0.008)	0.024*** (-0.009)
子女经济支持	-0.0001 (-0.026)	0.018 (-0.017)	0.159*** (-0.049)	0.205*** (-0.066)	0.024 (-0.024)	0.0002 (-0.001)	0.049** (-0.024)	0.136*** (-0.03)
父母经济支持	-0.425 (-0.323)	-0.187 (-0.178)	0.048 (-0.157)	-0.046 (-0.14)	0.641 (-0.774)	0.067 (-0.177)	0.011 (-0.207)	1.89 (-2.38)

续表

控制变量	一般社区环境				较好社区环境			
	(1) 婚姻满意度	(2) 健康满意度	(3) 生活满意度	(4) 子女满意度	(5) 婚姻满意度	(6) 健康满意度	(7) 生活满意度	(8) 子女满意度
	控制	控制	控制	控制	控制	控制	控制	控制
_cons	-5.26 (-167.8)	-0.101 (-0.226)	-0.27 (-0.255)	-0.382 (-0.31)	-5.892 (-119.6)	-0.122 (-0.187)	-0.258 (-0.208)	-0.876*** (-0.271)
N	4893	4893	4893	4893	4892	4892	4892	4892
R^2	0.596	0.026	0.079	0.201	0.559	0.037	0.111	0.201

会救助对生活满意度的影响为负，也就是说拥有养老保险的老年人，生活满意度越高；而拥有其他社会救助的老年人，生活满意度更低；兄弟姐妹数量和子女经济支持越多，生活满意度更高，原因同上，此处不再赘述。在模型（8）中，养老保险对生活满意度的影响为正，其他社会救助对子女满意度的影响为负，也就是说拥有养老保险的老年人，生活满意度越高，而拥有其他社会救助的老年人，子女满意度越低；而兄弟姐妹数量和子女经济支持越多，子女满意度越高，也就是说兄弟姐妹数量或子女经济支持越多，子女满意度越高，但是子女数量越多，子女满意度越低，原因同上，此处不再赘述。可见，在较好社区环境下，社会支持对满意度有显著的影响。那么，在较好社区环境下，满意度对老年人健康有影响吗？本书将检验影响机制的第二步。

（二）不同社区环境下满意度对老年人健康的影响

表6-10分析了在不同社区环境下，满意度对老年人健康的影响。本书首先分析在一般社区环境下满意度对老年人健康的影响。先看模型（1），健康满意度和生活满意度对自评健康的影响为正，说明从自评健康的角度出发，对自己的健康和生活越满意，越有利于健康；再看模型（2），如果对自己的健康越满意，慢性病数量可以减少，也就说明健康满意度越高，慢性病数量越少，且子女满意度越高，慢性病数量越少；再看模型（3），如果老年人婚姻满意度、健康满意度、生活满意度和子女满意度越高，老年人越倾向于不抑郁，也就是说对婚姻、健康、生活和子女越满意的老年人，越不抑郁；再看模型（4），如果老年人婚姻满意度、健康满意度、生活满意度和子女满意度越高，其认知程度越高，也就是说对婚姻、健康、生活和子女越满意的老年人，认知程度越高。可见，在一般社区环境下，本书所列举的满意度（包含婚姻满意度、健康满意度、生活满意度和子女满意度）对老年人的生理健康和心理健康均能产生影响，也就是说该影响机制是成立的。

表6-10也分析了在较好社区环境下，满意度对老年人健康的影响。先看模型（5），健康满意度和生活满意度对自评健康的影响为正，说明从自评健康的角度出发，对自己的健康和生活越满意，越有利于健康；再看模型（6），如果对自己的健康越满意，慢性病数量可以减少，也就说明健康满意度越高，慢性病数量

表6-10　不同社区环境下满意度对老年人健康的影响

	一般社区环境				较好社区环境			
	(1) 自评健康	(2) 疾病数量	(3) 抑郁程度	(4) 认知	(5) 自评健康	(6) 疾病数量	(7) 抑郁程度	(8) 认知
婚姻满意度	0.044 (-0.075)	0.015 (-0.067)	0.302*** (-0.064)	0.394*** (-0.071)	-0.008 (-0.054)	-0.051 (-0.046)	0.336*** (-0.046)	0.538*** (-0.045)
健康满意度	1.120*** (-0.047)	-0.598*** (-0.041)	0.557*** (-0.038)	0.215*** (-0.043)	1.178*** (-0.035)	-0.591*** (-0.029)	0.608*** (-0.027)	0.224*** (-0.029)
生活满意度	0.226*** (-0.07)	-0.050 (-0.064)	0.533*** (-0.060)	0.644*** (-0.067)	0.205*** (-0.052)	0.167*** (-0.048)	0.614*** (-0.046)	0.707*** (-0.046)
子女满意度	0.021 (-0.084)	-0.252*** (-0.071)	0.359*** (-0.070)	0.916*** (-0.075)	0.068 (-0.062)	0.284*** (-0.051)	0.543*** (-0.051)	1.517*** (-0.05)
控制变量	控制	控制	控制	控制	控制	控制	控制	控制
_cons		-0.559*** (-0.205)	-0.503*** (-0.194)	3.302*** (-0.2160)		-1.224*** (-0.172)	-0.630*** (-0.172)	2.982*** (-0.169)
N	2423	4893	4893	4893	2422	4892	4892	4892
R^2	0.092	0.114	0.129	0.234	0.092	0.123	0.164	0.354

越少，且生活满意度和子女满意度越高，慢性病数量越少；再看模型（7），如果老年人婚姻满意度、健康满意度、生活满意度和子女满意度越高，老年人的抑郁程度越倾向于不抑郁，也就是说对婚姻、健康、生活和子女越满意的老年人，越不抑郁；再看模型（8），如果老年人婚姻满意度、健康满意度、生活满意度和子女满意度越高，其认知程度越高，也就是说对婚姻、健康、生活和子女越满意的老年人，认知程度越高。可见，在良好社区环境下，本书所列举的满意度（包含婚姻满意度、健康满意度、生活满意度和子女满意度）对老年人的生理健康和心理健康均能产生影响，也就是说该影响机制是成立的。

第四节　小结与讨论

本章通过对健康行为和满意度进行影响机制实证分析，研究发现如下：

第一，社会支持对老年人健康的影响可以通过健康行为进行传导。机制检验证明：社会支持（包含正式社会支持和非正式社会支持）对健康行为有显著影响，而健康行为对老年人健康（包含生理健康和心理健康）同样有显著影响。具体阐述如下：

健康行为包含体育锻炼、社交活动、是否吸烟和是否饮酒。有养老保险对老年人社交活动呈正向影响，可能的原因在于，养老金带来更多的可支配收入，从而使老年人获得更丰富的活动种类和更大的活动范围。医疗保险正向影响社交活动，因为拥有医疗保障使老年人能更安心进行社交。其他社会救助对体育锻炼呈负向影响，因为社会救助多数以物资或以非现金形式发放，老年人不能直接进行健康投资。但是社会救助对社交活动、吸烟饮酒起正向作用，一定生活条件的改善给老年人购买香烟、酒类及进行的社会活动留有余地。

存活的子女数越多，老年人体育锻炼概率越高，但其社交活动和吸烟饮酒行为发生概率越低。父母会积极保持健康以减轻儿女负担，或是因为获得儿女的照顾相对较多；儿女多的老年人会以家庭成员为主要关注对象，积极参与家庭事务而缺乏社交；老年人也会为儿女健康、树立榜样而减少吸烟饮酒行为。兄弟姐妹数量越多，老年人参与体育锻炼概率越高，但其社交活动和吸烟饮酒行为发生概率越低。原因与前者类似。经济支持的作用不显著。

　　本书通过分析证明，健康行为对老年人健康有显著影响，因而可以认为本书所提出的影响机制是成立的，即社会支持对老年人健康的影响可以通过健康行为进行传导。本书将社区环境分为良好社区环境和一般社区环境，在不同社区环境之下，上述影响机制仍然成立。

　　第二，社会支持对老年人健康的影响还可以通过满意度进行传导。机制检验证明：社会支持（包含正式社会支持和非正式社会支持）对满意度有显著影响，而满意度对老年人健康（包含生理健康和心理健康）同样有显著影响。具体阐述如下：

　　此处的满意度包含婚姻满意度、健康满意度、生活满意度和子女满意度。养老保险、医疗保险均对婚姻满意度、健康满意度、生活满意度和子女满意度呈正向影响，因为两项社会保险直接给老年人提供了经济保障和医疗保障。其他社会救助对婚姻满意度、健康满意度、生活满意度和子女满意度呈负向影响，因为社会转移支付一般给予的对象是社会阶层相对低、较为贫穷和弱势的群体，对于老年人来说，这是外界对其生活的负面认知，以致对一切满意度评价较低。

　　存活的子女数越多，老年人对婚姻满意度、健康满意度越低，因为子女数越多可能面临的家庭事务和问题也越多，老年人容易过劳。但是存活的子女数越多，对子女满意度越高，这可能与多子多福、颐养天年的传统有关。兄弟姐妹数量对婚姻满意度、健康满意度、生活满意度和子女满意度呈正向影响，因为兄弟姐妹数量多意味着可以相互帮助、支持和分担。子女经济支持对生活满意度和子女满意度呈正向影响，因为子女经济支持可以直接提高父母生活质量，从而使得父母对子女的满意度提高。

　　本书同样通过分析证明，满意度对老年人健康有显著影响，因而可以认为本书所提出的影响机制是成立的，即社会支持对老年人健康的影响可以通过满意度进行传导。本书将社区环境分为良好社区环境和一般社区环境，在不同社区环境之下，上述影响机制仍然成立。

第七章 结论与政策建议

本书利用 CHARLS 数据，探讨了在不同社区环境中老年人获得的社会支持与其健康状况之间的关系。在前期文献回顾和理论分析的基础上，本书采用计量分析方法，分析社会支持对城乡老年人健康的影响，分别研究了正式社会支持和非正式社会支持对老年人生理健康和心理健康的影响差异。本章首先将总结前文的实证分析，然后根据研究发现和结论，提出相关的政策建议。

第一节 基 本 结 论

一、社会支持是影响老年人生理健康的重要因素

1. 正式和非正式社会支持均对老年人自评健康有显著影响

正式社会支持包括养老保险、医疗保险和其他社会救助等，它们对老年人自评健康的影响方向如下：第一，相对于没有养老保险的老年人，有养老保险的老年人自评健康状况更好。对于退休或者失去劳动能力的老年人来说，有养老保险相当于拥有养老金，拥有一份固定的保障。养老金在很大程度上影响着老年人的可支配收入，一方面可以给其带来安全感和生活保障，另一方面，更多的可支配收入可扩大其社会活动范围和内容，社会活动的拓展则可以促进老年人对自身健康程度的正向评价。第二，有医疗保险的老年人自评健康程度较差，可能的原因在于医疗保险有正向选择效应。Cutler et al.（2007）给出的解释是：购买医保的老年人风险厌恶程度较高，自认为身体健康较差，从而更有可能做出减少损失或降低风险的行为，如常去看病、就医。第三，其他社会救助（如最低生活保障）对老年人自评健康的影响为正，其与养老保险的促进作用和原因大体一致。当区

197

分城乡区域、不同社区环境之后，上述结论仍然成立。

非正式社会支持包括存活的孩子数量、兄弟姐妹数量、子女经济支持和父母经济支持，它们对老年人自评健康的影响方向如下：第一，存活的孩子数量越多，老年人自评健康程度越高，这是因为儿女的支持给予老年人安心感。第二，兄弟姐妹数量越多，老年人自评健康程度越好，其内在机制是存活的孩子数量和自己的兄弟姐妹数量越多，从这些亲人那里获得的经济支持和情感慰藉的概率也就越高。第三，父母经济支持越多，老年人自评健康程度越差，可能的原因在于：对子女来说，父母与子女的关系并非单纯可用债权人与负债人的关系进行衡量，父母给子女提供经济支持会给子女带来压力，进而影响子女的心理健康；或者说往往身体健康较差的老年人才会从自己的父母那里获得经济支持。第四，子女经济支持越多，老年人自评健康程度越好，可能的原因在于，对父母来说，子女的经济支持是对父母的回报，其经济支出直接促进他们生活水平提升。当区分城乡区域、不同社区环境之后，上述结论仍然成立。

2. 正式和非正式社会支持对老年人慢性病数量也有显著影响

相较于自评健康，慢性病数量能够客观反映老年人的生理健康，本书将慢性病数量作为连续型变量，正式社会支持对老年人慢性病数量的影响方向具体如下：养老保险与其他社会救助等正式社会支持对老年人慢性病数量变量起负向影响，医疗保险反而会增加老年人的慢性病数量。可能的原因在于：拥有养老保险和其他社会救助即代表老年人退休后，除了经济状况能得到一定保障外，心理状态也可能因人力物力的帮助而得到改善，从而给老年人更多机会开展健康活动并给其态度带来积极影响；拥有医疗保险的老年人慢性病数量越多，可能是因为医疗保险的事前道德风险问题，老年人因为拥有医疗保障而减少了健康行为和预防行为，间接导致疾病积累。当区分城乡区域、不同社区环境之后，上述结论仍然成立。

非正式社会支持对老年人慢性病数量的影响方向如下：父母经济支持和子女经济支持可以有效降低老年人的慢性病数量，而兄弟姐妹数量增加了老年人的慢性病数量，子女数量对老年人慢性病数量没有影响。可能的原因在于，兄弟姐妹数量越多，说明老年人父母生育孩子较多，从父母那里分得的家庭资产就会较少，或者可以理解为存在家庭资源的稀释效应，这些都不利于老年人健康状况；

然而，父母、子女给予经济支持直接提高老年人生活质量，增加健康投资。当区分城乡区域、不同社区环境之后，上述结论仍然成立。

二、社会支持是影响老年人心理健康的重要因素

1. 正式和非正式社会支持可以影响老年人的抑郁程度

本书所使用的抑郁程度为 0~1 离散变量（哑变量），其中 1 代表不抑郁，0 代表抑郁。正式社会支持对老年人抑郁程度的影响如下：养老保险、医疗保险和其他社会救助在影响老年人抑郁程度方面发挥着比较明显的作用，其中养老保险和医疗保险为正向影响，其他社会救助为负向影响，也就是说养老保险和医疗保险使得老年人不抑郁，而其他社会补助使得老年人抑郁。可能的原因在于，养老保险和医疗保险使得老年人获得生活保障、健康保障和安心感，其他社会救助属于无偿援助行为，给老年人尊严带来一定影响，并造成了他们的心理负担。当区分城乡区域、不同社区环境之后，上述结论仍然成立。

非正式社会支持对老年人抑郁程度的影响如下：存活的兄弟姐妹的数量和子女经济支持对老年人抑郁程度是正向影响，存活的子女数量对老年人抑郁程度是负向影响，父母经济支持对老年人抑郁程度没有影响。也就是说存活的子女数量越多，老年人越抑郁，可能的原因是子女数量越多，老年人越容易操劳、越多地分担子女辛苦。兄弟姐妹数量越多，老年人越不抑郁，这是因为兄弟姐妹数量越多，获得的帮助越大，辛劳得到理解和分担。子女经济支持越多，老年人越不抑郁，这是因为子女给予经济支持直接提高老年人生活质量，增加健康投资。当区分城乡区域、不同社区环境之后，上述结论仍然成立。

2. 正式和非正式社会支持也是影响老年人认知程度的重要因素

本书使用的认知程度是连续型变量，数值越大，代表老年人认知程度越高。正式社会支持对老年人认知程度的影响方向如下：养老保险和医疗保险对老年人认知程度的影响为正，而其他社会救助对老年人认知程度的影响为负。可能的原因在于，养老保险和医疗保险使得老年人获得生活保障、健康保障和安心感，其他社会救助属于无偿援助行为，给老年人尊严带来一定影响和心理负担。当区分城乡区域、不同社区环境之后，上述结论仍然成立。

非正式社会支持对老年人认知程度的影响方向如下：兄弟姐妹数量和子女经

济支持对老年人认知程度的影响为正，子女数量对老年人认知程度的影响为负。可能的原因在于子女越多，老年人越容易操劳、分担子女辛苦，身体认知机能退化快。然而，兄弟姐妹数量越多，老年人认知状况越好，这是因为兄弟姐妹数量越多，获得的帮助越大，辛劳得到理解和分担；不仅如此，子女给予经济支持直接提高老年人生活质量，增加健康投资。当区分城乡区域、不同社区环境之后，上述结论仍然成立。

三、社会支持通过健康行为和满意度对老年人健康产生影响

1. 社会支持对老年人健康的影响可以通过健康行为来传导

健康行为是本研究的第一个中介变量，其包含体育锻炼、社交活动、是否吸烟和是否饮酒。正式社会支持对老年人健康行为的影响如下：养老保险对老年人社交活动呈正向影响，可能的原因在于养老金带来更多的可支配收入，从而使老年人获得更丰富的活动种类和更广阔的活动范围。医疗保险同样对社交活动有正向影响，这是因为拥有医疗保险使老年人更安心参与社交。其他社会救助对体育锻炼呈负向影响，这是因为社会补助多数以物资或以非现金形式发放，老年人不能直接进行健康投资，然而其他社会补助给社交活动、吸烟饮酒起促进作用，这是因为一定生活条件的改善给老年人购买香烟、酒类及进行的社会活动留有余地。

非正式社会支持对老年人健康行为的影响如下：存活的子女数量越多，老年人进行体育锻炼概率越高，但其开展社交活动和吸烟饮酒行为发生概率越低，这是因为父母会积极保持健康以减轻儿女负担，或是因为获得儿女的照顾相对较多，也有可能是因为儿女多的老年人会主要以家庭成员为主要关注人员，积极参与家庭事务而缺乏社交，其也会为儿女健康、树立榜样而减少吸烟饮酒行为。兄弟姐妹数量越多，老年人体育锻炼概率越高，但其社交活动和吸烟饮酒行为发生概率越低，原因与前者类似。然而，父母经济支持和子女经济支持对老年人健康行为没有影响。

健康行为又可以影响老年人健康，特别是生理健康，这说明社会支持对老年人健康的影响可以通过健康行为这一中介变量进行传导。当区分不同社区环境之后，上述结论仍然成立。

2. 社会支持对老年人健康的影响可以通过满意度传导

满意度是本研究的第二个中介变量，其包含婚姻满意度、健康满意度、生活满意度和子女满意度。正式社会支持对老年人满意度的影响如下：养老保险、医疗保险均对婚姻满意度、健康满意度、生活满意度和子女满意度呈正向影响，这是因为两项社会保险直接给老年人提供了经济保障和医疗保障。然而，其他社会救助对婚姻满意度、健康满意度、生活满意度和子女满意度呈负向影响，因为社会转移支付一般给予的对象是社会阶层相对低、较为贫穷和弱势的群体，对于老年人来说，这是外界对其生活的负面认知，以至于对一切满意度评价较低。

非正式社会支持对老年人满意度的影响如下：存活子女数量越多，老年人对婚姻满意度、健康满意度越低，这是因为子女数越多，可能需处理的家庭事务和问题也越多，老年人容易操劳。但是，存活的子女数量越多，老年人对子女满意度越高，这可能与"多子多福、颐养天年"的传统观念有关。兄弟姐妹数量对婚姻满意度、健康满意度、生活满意度和子女满意度呈正向影响，因为兄弟姐妹数量多意味着可以相互帮助、支持和分担。子女经济支持对生活满意度和子女满意度呈正向影响，因为子女经济支持可以直接提高父母生活质量，从而使得父母也对子女的满意度提高。

满意度又可以影响老年人健康，特别是心理健康，这说明社会支持对老年人健康的影响可以通过满意度这一中介变量进行传导。当区分不同社区环境之后，上述结论仍然成立。

四、社区环境对社会支持的健康影响具有调节作用

本书引入社区环境这一变量，社区环境指数可细分为基础设施指数、活动场所指数和医疗机构指数。社会支持、社区环境均与老年人健康有着紧密联系，无论是正式社会支持还是非正式社会支持都对健康有一定的正向影响，社区环境中的基础设施、活动场所和医疗机构对老年人健康也存在不容忽视的影响；在不同的社区环境条件下，社会支持对老年人健康的影响作用不同。

当引入社区环境指数与社会支持的交互项时，社区环境的调节作用非常明显，大多表现为替代作用，即如果社区环境指数越高，社会支持对老年人健康的影响反而减弱。可能的原因在于社区环境中的基础设施为老年人提供了基本的生活保障，体育锻炼和休闲娱乐的活动场所能够增进老年人之间的交流，医

疗机构为老年人看病拿药提供了方便，这些都能有效促进老年人的生理健康和心理健康。

第二节　政　策　建　议

基于前面章节的分析以及研究结论，本书尝试从以下方面提出改善老年人健康的政策建议：

一、强化对老年人的正式社会支持

人口老龄化已经成为一个世界各国所共同面临的挑战，我国面临的形势更为严峻。人口老龄化对我国社会养老服务体系提出巨大挑战，养老资金是建立完善社会养老服务体系的前提条件。面对未富先老的特殊国情，政府不仅需要提高基础养老金，还需要从多方面储备养老资源。目前，养老资金的来源渠道主要有老年人及家庭、公共财政、社会捐赠、慈善机构以及商业养老保险。

（一）不断优化养老金政策

养老金是一种最主要的公共养老资源。在劳动者年老或丧失劳动能力后，根据其对社会所作的贡献和所具备的享受养老保险资格或退休条件，按月或一次性以货币形式支付的保险待遇，主要用于保障职工退休后的基本生活需要。基本养老金分为统筹养老金和个人账户两个部分。目前，养老金缺口问题成为社会各界关注的重点。养老金缺口是我国养老体制转轨成本增加、人口老龄化、养老金支付水平不断提高以及养老金"双轨制"等综合作用的结果。养老金缺口不仅会给我国的财政支付造成巨大压力，长期看来，它将会严重影响我国经济的正常运行。为了解决养老金缺口问题，可以采用延迟退休、发展补充养老保险、国有资产划拨、养老金并轨、提高养老金投资规模和收益率以及发行政府债券等方法，以确保老年人的经济生活得到保障。

（二）合理补充商业养老保险

商业养老保险是基本养老保险政策的有效补充。商业养老保险是商业保险的一种，它以人的生命或身体为保险对象，在被保险人年老退休或保期届满时，由保险公司按合同规定支付养老金。目前，我国商业养老保险的发展处于初级阶段，其险种类型主要包括传统型养老险、分红型养老险、投资连结保险和万能型寿险四种。《中共中央关于制定国民经济和社会发展第十四个五年规划和二〇三五年远景目标的建议》指出："健全覆盖全民、统筹城乡、公平统一、安全规范、可持续的多层次社会保障体系。"商业养老保险是一种市场化、社会化的养老风险管理机制，具有多样性和灵活性，个人可以自愿决定是否购买，并可根据自己的实际情况进行自主灵活选择。商业养老保险不仅具备规划、理财、保值和保障的功能，而且能够有效地分散家庭养老风险，缓解养老的经济压力。

（三）完善全民医保体系

推进老年医疗卫生体系建设，健全医疗卫生机构，强化医养结合模式，将医疗卫生服务向社区、家庭拓展。打破城乡壁垒，实现应保尽保，破除医保中的逆向选择行为。加强老年人的慢性病健康管理，加快实施慢性病综合防控战略的进度，针对老年群体，尽早筛查、发现，早诊早治。

（四）发挥好社会救助体系的作用

加强城镇和农村社会救助体系建设，充分发挥兜底保障的作用。我国有慈善基金会、红十字会、中国老龄事业发展基金会等官方的或民间的慈善组织，组织开展各种各样的募捐、资助城乡特困老年人等活动。可以依托这些慈善组织机构，充分发挥我国社会救助体系的作用。

二、完善对老年人的非正式社会支持

（一）发扬敬老孝老的优良传统

俗话说"养儿防老"。在我国，孝敬父母是儒家文化的核心内容，是中华民族的优良文化传统。我国深受传统儒家思想的影响，形成了"家庭养老"的传统模式，子女赡养老年人是孝道伦理的表现。我国法律比如《老年人权益保障法》也明确规定了子女对父母的赡养责任。家庭在社区居家养老服务中起着基础性的作用，在居家养老中，子女、配偶是老年人生活保障的最终依靠，是老年人物质生活和精神生活的最重要保障。家庭成员要承担起赡养老年人的义务，尽到经济供养、生活照料、精神慰藉等多方面的责任。

老年人离开工作岗位后，经济来源就主要是基本养老保险、子女的资助、以前的储蓄等，对于绝大多数农村的老年人来说，子女的经济供养是他们养老的最主要的经济来源。子女要经常给父母提供经济和生活上的支持，特别是在父母失去自理能力时，更要抽时间照料父母的生活起居，经常为他们做一些家务活，如清洗晾晒被褥、修理家具、打扫卫生等，在父母生病时陪伴他们去看医生，给予父母必要的生活照顾。

（二）提倡自助与互助养老

随着老龄化、高龄化、空巢化的形势越来越严峻，在计划生育政策下，我国家庭呈现"4-2-1"的家庭模式（即4个祖父母辈的老年人、2个父母辈的老年人、1个儿子或女儿），子女养老负担加重。

对于具有自理能力的老年人，应形成以自助、自立为主的生活态度。自助养老不仅有助于减轻家庭成员的养老压力，形成多元化养老资源供给格局，更有助于老年人自我认同感、自我价值感的实现，让老年人认清自身价值，积极参与社会，以豁达的心态享受幸福晚年。特别是低龄老年人及健康老年人可以充分发挥自己的"低龄"优势、专业优势、技能优势或者仅仅是相对而言的体力优势，在家庭和基层社区开展各项专业化社区居家养老服务业务，实现适当的就业和创收，减轻子女的负担，实现自己的价值。适合低龄老年人的工作类型很多，老年人就业主要受制于体力，而年轻健康的低龄老年人可以从事包括手工制作、研究、看护、咨询、演讲、种菜等轻体力农活及多种多样的体力脑力劳动。老年人可通过"结对帮扶"的形式，也可以通过"时间银行"的模式，在生活、精神等方面相互照顾。

除自助外，老年人之间开展互助养老具有较多价值。老年人通过互助养老，可以更好融入社会生活中，更好地满足自己精神层面的养老需求，实现自己的价值。老年人参与养老服务，他们在生活上的彼此照料能有效弥补家庭、社会养老的不足，通过社区居家养老服务体系的网络和平台，让原本拥有共同兴趣、话题、需求的老年人能够实现频繁的、正常的交流，老年人在精神方面的互助带给老年人的满足感是其他养老方式所无法企及的。因此，老年人参与社区居家养老服务，可以充分地挖掘和开发更多的老年人力资源，减轻年轻人的负担，同时更好的实现老年人"老有所为"和"老有所乐"的目标。

三、发挥社区环境对老年人健康影响的调节作用

（一）构建"以社区为依托"的养老体系

居家养老和社区养老是密不可分的，习近平总书记提出"要构建以居家为基础、社区为依托、机构为补充、医养相结合的养老服务体系"。随着家庭结构的变化，传统的以子女为主的家庭养老模式难以为继，因此，社区养老逐渐成为家庭养老的重要补充形式。社区作为老年人密切接触的机构，在老年人的健康与养老方面承担着不可忽视的重任。重视社区建设，构建"以社区为依托"的养老服务体系，是未来发展的主要趋势。特别是通过改善社区生态环境，多开展文化娱乐活动，完善社区基础设施等措施，进一步发挥出社区环境对老年人健康的调节作用。

（二）完善社区配套设施

社区是老年人活动的重要场所，社区环境对老年人的健康具有重要影响，良好的社区环境对于提高居家老年人的生活质量具有重要的保障作用。因此，要搞好社区的基础设施建设，配套老年人活动场所，进而促进老年人的健康。大力建设社区的以下设施：道路、社区配套设施和公共设施以及医疗机构（医院和药店）。重点是缩短老年人看病路程，提高医疗服务可及性，让他们在生病时可以及时就医。

（三）鼓励老年人积极参与公益活动

老年人积极参与养老公益活动，可以增强自己的幸福感，有助于预防焦虑、抑郁和孤独。老年人积极参与养老公益活动，可以不断丰富老年人的交际圈，消除消极情绪，避免产生焦虑、孤独、抑郁等心理问题。老年人积极参加养老公益

活动还能延年益寿，减少疾病和疼痛，保持积极乐观心态，进而更好地促进自身健康。

老年人参与养老公益活动有助于养老服务的发展。老年人之间有共同的语言，更容易沟通，更明白老年人的需求，可获得专业养老护理人员所无法达到的更好效果，有利于减轻家庭和社会负担。因此，可以通过老年人参加养老公益活动的方式促进社区居家养老服务的发展。

老年人的健康不仅受到养老保险、医疗保险、其他社会救助的影响，还受到家庭成员、代际关系的影响。同时，社区环境对老年人的健康也有调节作用，所以，老年人不能闷在家里，要走出家门，积极参与社区和社会活动，通过参加社区社会活动来促进身心健康发展。此外，老年人要加强个人健康管理，养成良好的生活习惯，自觉养成健康生活方式，塑造自主自律的健康行为；合理膳食，控烟限酒，保持乐观的心态，积极参加体育锻炼和社交活动，不断强身健体、延年益寿、安度晚年。

主要参考文献

[1] BARNETT A, CERIN E, ZHANG C J P, et al. Associations between the neighbourhood environment characteristics and physical activity in older adults with specific types of chronic conditions: The ALECS cross-sectional study [J]. *International Journal of Behavioral Nutrition and Physical Activity*, 2016 (13): 53.

[2] BARRERA M, AINLAY S L. The structure of social support: A conceptual and empirical analysis [J]. *Journal of Community Psychology*, 1983, 11 (2): 133-143.

[3] BARRERA M. Distinctions between social support concepts, measures, and models [J]. *American Journal of Community Psychology*, 1986 (14): 413-425.

[4] BENCA-BACHMAN C E, CHELSIE E, NAJERA D D, et al. Quality and quantity of social support show differential associations with stress and depression in African Americans [J]. *The American Journal of Geriatric Psychiatry*, 2020, 28 (6): 597-605.

[5] BENJAMINS M. Religion and functional health among the elderly: Is there a relationship and is it constant? [J]. *Journal of Aging and Health*, 2004, 16 (3): 235-274.

[6] BLAY S L, SCHULZ A J, MENTZ G. The relationship of built environment to health-related behaviors and health outcomes in elderly community residents in a middle income country [J]. *Journal of Public Health Research*, 2015, 4 (2): 548.

[7] BLAZER D G. Self-efficacy and depression in late life: A primary prevention

proposal [J]. *Aging and Mental Health*, 2002, 6 (4): 315-324.

[8] BOWLING A, BARBER J, MORRIS R, et al. Do perceptions of neighborhood environment influence health? Baseline findings from a British survey of aging [J]. *Journal of Epidemiology Community Health*. 2006, 60 (6): 476-483.

[9] BRAY I, GUNNELL D. Suicide rates, life satisfaction, and happiness as markers for population mental health [J]. *Social Psychiatry and Psychiatric Epidemiology*, 2006 (5): 333-337.

[10] BRONFENBRENNER U. *The Ecology of Human Development* [M]. Cambridge: Harvard University Press, 1979.

[11] CAMPBELL C. Community mobilisation in the 21st century: Updating our theory of social change? [J]. *Journal of Health Psychology*, 2014, 19 (1): 46-59.

[12] CANIZARES M, BADLEY E M. Generational differences in patterns of physical activities over time in the Canadian population: An age-period-cohort analysis [J]. *BMC Public Health*, 2018, 18 (1): 304.

[13] CAPLAN G. The family as a support system [M] //CAPLAN G, KILLILEA M. *Support system and mutual help: Multidisciplinary explorations*. New York: Grune & Stratton, 1974: 19.

[14] CARD D, DOBKIN C, MAESTAS N. The impact of nearly universal insurance coverage on health care utilization: Evidence from Medicare [J]. *American Economic Review*, 2008, 98 (5): 2242-2258.

[15] CERIN E, SIT C H P, ZHANG C J P, et al. Neighbourhood environment, physical activity, quality of life and depressive symptoms in Hong Kong older adults: a protocol for an observational study [J]. *BMJ Open*, 2016 (6): 1-11.

[16] CERIN E, SIT C H, BARNETT A, et al. Walking for recreation and perceptions of the neighborhood environment in older Chinese urban dwellers [J]. *Journal of Urban Health*, 2013, 90 (1): 56-66.

[17] CHEN F, SHORT S E. Household context and subjective well-being among the oldest old in China [J]. *Journal of Family Issues*, 2008, 29 (10): 1379-1403.

［18］ CHEN X, SILVERSTEIN M. Intergenerational social support and the psychological well-being of older parents in China ［J］. *Research on Aging*, 2000, 22 (1): 43-65

［19］ CHENG S T, LEE C K L, CHAN A, et al. Social network types and subjective well-being in Chinese older adults ［J］. *The Journals of Gerontology. Series B: Psychological Sciences and Social Sciences*, 2009, 64 (6): 713.

［20］ CLEMENS M. Economics and emigration: Trillion-dollar bills on the sidewalk? ［J］. *Journal of Economic Perspectives*, 2011, 25 (3): 83-106.

［21］ COBB S. Social support as a moderator of life stress ［J］. *Psychosomatic Medicine*, 1976 (38): 300-314.

［22］ COHEN S, WILLS T A. Stress, social support, and the buffering hypothesis ［J］. *Psychological Bulletin*, 1985, 98 (2): 310-357.

［23］ COLE M G, DENDUKURI N. The feasibility and effectiveness of brief interventions to prevent depression in older subjects: A systematic review ［J］. *International Journal of Geriatric Psychiatry*, 2004, 19 (11): 1019-1025.

［24］ CONG Z, SILVERSTEIN M. Intergenerationalsupport and depression among elders in rural China: Do daughters-in-law matter? ［J］. *Journal of Marriage and Family*, 2008, 70 (3): 599-612.

［25］ CUTLER D M, LONG G, BERNDT E R, et al. The value of antihypertensive drugs: A perspective on medical innovation ［J］. *Health Affairs*, 2007, 26 (1): 97-110.

［26］ DAI Y, ZHANG C Y, ZHANG B Q, et al. Social support and the self-rated health of older people: A comparative study in Tainan Taiwan and Fuzhou Fujian province ［J］. *Medicine*, 2016, 95 (24): 1-14.

［27］ DE VRIES S, VERHEIJ R A, GROENEWEGEN P P, et al. Natural environments—healthy environments? An exploratory analysis of the relationship between green space and health ［J］. *Environment and Planning A*, 2003 (35): 1717-1731.

［28］ DECKER S L, REMLER D K. How much might universal health insurance reduce socioeconomic disparities in health? : A comparison of the U. S. and Canada [J]. *Applied Health Economics and Health Policy*, 2004, 3 (4): 205-216.

[29] DEPP C A, JESTE D V. Definitions and predictors of successful aging: A comprehensive review of larger quantitative studies [J]. *American Journal of Geriatric Psychiatry*, 2006, 14 (1): 6-20.

[30] DIENER E, DIENER M. Cross-cultural correlates of life satisfaction and self-esteem [J]. *Journal of Personality and Social Psychology*, 1995 (4): 653-663.

[31] DOYLE S, KELLY-SCHWARTZ A, SCHLOSSBERG M, et al. Activecommunity environments and health: The relationship of walkable and safe communities to individual health [J]. *Journal of the American Planning Association*, 2006, 72 (1): 19-31.

[32] DUNSTAN F, FONE D L, GLICKMAN M, et al. Objectively measured residential environment and self-reported health: A multilevel analysis of U. K. census data [J]. *Public Library of Science*, 2013, 8 (7): e69045.

[33] EBENSTEIN A. The consequences of industrialization: Evidence from water pollution and digestive cancers in China [J]. *Reviews of Economics and Statistics*, 2012, 94 (1): 186-201.

[34] ELNITSKY C, ALEXY B. Identifying health status and health risks of older rural residents [J]. *Journal of Community Health Nurse*, 1998, 15 (2): 61-75.

[35] FRITZELL J, LENNARTSSON C. Financial transfer between generations in Sweden [J]. *Aging and Society*, 2005, 25 (6): 397-414.

[36] GAO J, FU H, LI J, et al. Association between social and built environments and leisure-time physical activity among Chinese older adults—a multilevel analysis [J]. *BMC Public Health*, 2015 (15): 1317.

[37] GEORGE L K. Still happy after all these years: Research frontiers on subjective well-being in later life [J]. *Journal of Gerontology: Social Science*, 2010, 65B (3): 331-339.

[38] GIBSON J, MCKENZIE D, STILLMAN S. The impacts of international

migration on remaining household members: Omnibus results from a migration lottery program [J]. *The Review of Economics and Statistics*, 2011, 93 (4): 1297-1318.

[39] GIRALDEZ-GARCIA C, FORJAZ M J, PRIETO-FLORES M E, et al. Individual's perspective of local community environment and health indicators in older adults [J]. *Geriatrics & Gerontology International*, 2012, 13 (1): 130-138.

[40] GLYMOURM M, MUJAHID M, WU Q, et al. Neighborhood disadvantage and self-assessed health, disability, and depressive symptoms: Longitudinal results from the health and retirement study [J]. *Annals of Epidemiology*, 2010, 20 (11): 856-861.

[41] GOMEZ L F, SOTO-SALAZAR C, GUERRERO J, et al. Neighborhood environment, self-rated health and quality of life in Latin America [J]. *Health Promotion International*, 2020, 35 (2): 196-204.

[42] GOW A J, PATTIE A, WHITEMAN M C, et al. Social support and successful aging: Investigating the relationships between lifetime cognitive change and life satisfaction [J]. *Journal of Individual Differences*, 2007, 28 (3): 103-115.

[43] GREEN M, ELLIOTT M. Religion, health and psychological well-Being [J]. *Journal of Religion and Health*, 2010, 49 (2): 149-163.

[44] GROSSMAN M. On the concept of health capital and the demand for health [J]. *Journal of Political Economy*, 1972, 80 (2): 223-255.

[45] GRZYWACZ J G, KEYES C L M. Toward health promotion: Physical and social behaviors in complete health [J]. *American Journal of Health Behavior*, 2004, 28 (2): 99-111.

[46] GUO Z, LOO B P Y. Pedestrian environment and route choice: Evidence from New York city and Hong Kong [J]. *Journal of Transport Geography*, 2013 (28): 124-136.

[47] HABER M G, COHEN J L, LUCAS T, et al. The relationship between self-reported received and perceived social support: A meta-analytic review [J].

American Journal of Community Psychology, 2007, 39 (1-2): 133-144.

[48] HOLT-LUNSTAD J, SMITH T B, BAKER M, et al. Loneliness and social isolation as risk factors for mortality: A meta-analytic review [J]. *Perspective on Psychological Science*, 2015, 10 (2): 227-237.

[49] HOUSE J W. *Stress and Social Support Reading* [M]. Massachusetts: Addison Wesley, 1981.

[50] Hwang K, Hammer J H, Cragun R T. Extending religion-health research to secular minorities: Issues and concerns [J]. *Journal of Religion and Health*, 2011, 50 (3): 608-622.

[51] IDLER E, LEVENTHAL H, MCLAUGHLIN J, et al. In sickness but not in health: Self-ratings, identity, and mortality [J]. *Journal of Health Social Behavior*, 2004 (45): 336-356.

[52] KATZ S, FORD A B, MOSKOWITZ R W, et al. Studies of illness in the aged, the index of ADL: A standardized measure of biological and psychological function [J]. *Journal of American Medical Association*, 1963, 185 (12): 914-919.

[53] KAWACHI I, KENNEDY B P, GLASS R. Social capital and self-rated health: A contextual analysis [J]. *American Journal of Public Health*, 1999, 89 (8): 1187-1193.

[54] KIECOLT-GLASER J K, DERRY H M, FAGUNDES C P. Inflammation: Depression fans the flames and feasts on the heat [J]. *The American Journal of Psychiatry*, 2015, 172 (11): 1075-1091.

[55] KUTEK S M, TURNBULL D, FAIRWEATHER-SCHMIDT A K. Rural men's subjective well-being and the role of social support and sense of community: Evidence for the potential benefit of enhancing informal networks [J]. *Australian Journal of Rural Health*, 2011, 19 (1): 20-26.

[56] Lee J A, Park J H, Kim M. Social and physical environments and self-rated health in urban and rural communities in Korea [J]. *International Journal of Environmental Research and Public Health*, 2015, 12 (11): 14329-14341.

［57］ LEE S, CHEONG C H, KIM J. Relation between overall health status and environmental satisfaction of community elders ［J］. *Journal of the Korean Society of Living Environmental System*, 2017, 24 （4）: 517-525.

［58］ LIN N, YE X, ENSEL W M. Social support and depressed mood: A structural analysis ［J］. *Journal of Health and Social Behavior*, 1999, 40 （4）: 344-359.

［59］ LIU M, YANG Y Q, SUN Y. Exploring health information sharing behavior among Chinese older adults: A social support perspective ［J］. *Health Communication*, 2019, 34 （14）: 1824-1832.

［60］ LU Y, CHEN L, YANG Y, et al. The association of built environment and physical activity in older adults: Using a citywide public housing scheme to reduce residential self-selection bias ［J］. *International Journal of Environmental Research and Public Health*, 2018, 15 （9）: 1973.

［61］ LUTZ C J, LAKEY B. How people make support judgments: Individual differences in the traits used to infer supportiveness in others ［J］. *Journal of Personality and Social Psychology*, 2002, 81 （6）: 1070-1079.

［62］ MOORE M, GOULD P, KEARY B S. Global urbanization and impact on health ［J］. *International Journal of Hygiene and Environmental Health*, 2003, 206 （4-5）: 269-278.

［63］ OCHODO C, NDETEI D M, MOTURI W N, et al. External built residential environment characteristics that affect mental health of adults ［J］. *Journal of Urban Health*, 2014, 91 （5）: 908-927.

［64］ OGLETREE A M, BRENNAN-ING M, BLIESZNER R, et al. Health burden, instrumental and emotional support adequacy, and depressive symptoms in older men with HIV ［J］. *Gerontologist*, 2019, 61 （1）: 134.

［65］ POORTINGA W. Social capital: An individual orcollective resource for health? ［J］. *Social Science & Medicine*, 2006, 62 （2）: 292-302.

［66］ RINTALA D H, ROBINSON-WHELEN S, MATAMOROS R. Subjective stress in male veterans with spinal cord injury ［J］. *Journal of Rehabilitation Research and Development*, 2005, 42 （3）: 291-304.

[67] SEN A K. Editorial: Human capital and human capability [J]. *World Development*, 1997 (25): 1959-1961.

[68] SILVERSTEIN M, CONG Z, LI S Z. Intergenerational transfers and living arrangements of older people in rural China: Consequences for psychological well-being [J]. *The Journal of Gerontology: Series B*, 2006, 61 (5): S256-S266.

[69] SPRING A. Short- and long-term impacts of neighborhood built environment on self-rated health of older adults [J]. *The Gerontologist*, 2018, 58 (1): 36-46

[70] STANFELD S A. Social support and social cohesion [M] // MARMOT M, WILKINSON R G. *Social determinants of Health*. New York: Oxford University Press. 2006: 148-171.

[71] STEPHENS C, ALLEN J, KEATING N, et al. Neighborhood environments and intrinsic capacity interact to affect the health-related quality of life of older people in New Zealand [J]. *Maturitas*, 2020 (139): 1-5.

[72] SUEZANNE T O. Social support and pregnancy outcome: A review of the literature [J]. *Clinical Obstetrics and Gynecology*, 2004, 47 (4): 842-855.

[73] TAO Y, YANG J, CHAI Y. Theanatomy of health-supportive neighborhoods: A multilevel analysis of built environment, perceived disorder, social interaction and mental health in Beijing [J]. *International Journal of Environmental Research and Public Health*, 2019, 17 (1): 13.

[74] UNDERWOOD C, BOULAY M, SNETRO-PLEWMAN G, et al. Community capacity as means to improved health practices and an end in itself: Evidence from a multi-stage study [J]. *International Quarterly of Community Health Education*, 2012, 33 (2): 105-127.

[75] VAN CAUWENBERG J, NATHAN A, BARNETT A, et al. Relationships between neighbourhood physical environmental attributes and older adults' leisure-time physical activity: A systematic review and meta-analysis [J]. *Sports Medicine*, 2018, 48 (7): 1635-1660.

[76] VANDERVOORT D. Quality of social support in mental and physical health [J]. *Current Psychology*, 1999 (18): 205-221.

［77］ WALLSTON B S, ALAGNA S W, DEVELLIS B M. Social support and physical health ［J］. *Health Psychology*, 1983, 2（4）: 367-391.

［78］ WANG C W, CHAN C L W , YIP P S F. Suicide rates in China from 2002 to 2011: An update ［J］. *Social Psychiatry and Psychiatric Epidemiology*, 2014, 49（6）: 92-94.

［79］ WARE J E. Standards for validating health measures: Definition and content ［J］. *Journal of Chronic Diseases*, 1987, 40（6）: 473-480.

［80］ WEDGEWORTH M, LAROCCA M A, CHAPLIN W F, et al. The role of interpersonal sensitivity, social support, and quality of life in rural older adults ［J］. *Geriatric Nursing*, 2017, 38（1）: 22-26.

［81］ WONG M, YU R, WOO J. Effects ofperceived neighbourhood environments on self-rated health among community-dwelling older Chinese ［J］. *International Journal of Environmental Research and Public Health*, 2017, 14（6）: 614.

［82］ World Health Organization. *New Horizons in Health* ［M］. Geneva, 1995.

［83］ WU Z J, SONG Y, WANG H L, et al. Influence of the built environment of Nanjing's urban community on the leisure physical activity of the elderly: An empirical study ［J］. *BMC Public Health*, 2019（19）: 1459.

［84］ YANG B Y, MARKEVYCH I, BLOOM M S, et al. Community greenness, blood pressure, and hypertension in urban dwellers: The 33 communities Chinese health study ［J］. *Environment International*, 2019（126）: 727-734.

［85］ Yoh M, Ohba H, Yasunaga M, et al. The effect of intergenerational programs on the mental health of elderly adults ［J］. *Aging and Mental Health*, 2014, 19（4）: 306-314.

［86］ YU R, WONG M, WOOJ. Perceptions of neighborhood environment, sense of community, and self-rated health: An age-friendly city project in Hong Kong ［J］. *Journal of Urban Health: Bulletin of the New York Academy of Medicine*, 2019, 96（2）: 276-288.

［87］ ZAJACOVA A, DOWD J B. Reliability of self-rated health in U. S. adults ［J］. *American Journal of Epidemiology*, 2011, 174（8）: 977-983.

［88］ ZHANG F, LI D. Multiplelinear regression—structural equation modeling based development of the integrated model of perceived neighborhood environment and quality of life of community-dwelling older adults: A cross-sectional study in Nanjing, China ［J］. *International Journal of Environmental Research and Public Health*, 2019, 16 (24): 4933.

［89］ ZHANG J. The impact of water quality on health: Evidence from the drinking water infrastructure program in rural China ［J］. *Journal of Health Economics*, 2012, 31 (1): 122-134.

［90］ ZHANG Z, ZHANG J. Perceived residential environment of neighborhood and subjective well-being among the elderly in China: A mediating role of senseof community ［J］. *Journal of Environmental Psychology*, 2017 (51): 82-94.

［91］ ZHENG Z, YANG L. Neighborhood environment, lifestyle, and health of older adults: Comparison of age groups based on ecological model of aging ［J］. *Sustainability*, 2019, 11 (7): 2077.

［92］ 包世荣. 我国养老服务业发展研究 ［D］. 长春: 吉林大学, 2019.

［93］ 鲍伟. 家庭养老、社会养老与农村老年人健康 ［J］. 经济师, 2020 (4): 8-10.

［94］ 鲍勇. 中国社区健康管理发展思考 ［J］. 中华健康管理学杂志, 2010, 4 (2): 65-66.

［95］ 薄赢. 代际支持的健康效应及其对老年人医疗消费的影响 ［D］. 上海: 华东师范大学, 2017.

［96］ 陈柏峰. 代际关系变动与老年人自杀——对湖北京山农村的实证研究 ［J］. 社会学研究, 2009 (4): 157-177.

［97］ 陈立新, 姚远. 社会支持对老年人心理健康影响的研究 ［J］. 人口研究, 2005, 29 (4): 73-78.

［98］ 陈宁, 石人炳. 中国高龄老人照料资源分布的变动趋势及照料满足度研究——基于CLHLS2008-2018年数据的实证分析 ［J］. 学习与实践, 2020 (7): 102-113.

［99］ 程令国, 张晔, 刘志彪. "新农保"改变了中国农村居民的养老模式吗?

[J]．经济研究，2013（8）：42-53．

[100] 程令国，张晔．"新农合"：经济绩效还是健康绩效？[J]．经济研究，2012，47（1）：120-133．

[101] 储雪玲，卫龙宝．农村居民健康的影响因素研究——基于中国健康与营养调查数据的动态分析[J]．农业技术经济，2010（5）：37-46．

[102] 崔丽娟，李虹．城市老年人社会支持网络与生活满意度的研究[J]．心理科学，1997（2）：123-126．

[103] 邓蓉，John P．非正式社会支持与中国老年人的心理健康[J]．贵州社会科学，2016（4）：97-101．

[104] 丁继红，董旭达．我国城乡老龄健康：子女的作用有多大？——基于CHNS数据的实证研究[J]．南开经济研究，2017（5）：60-76．

[105] 丁继红，王一凡，刘晓敏．养老模式对老年人主客观健康的影响[J]．人口与发展，2019，25（5）：50-65．

[106] 丁志宏．城市退休老人精神需求现状及社区支持[J]．南京人口管理干部学院学报，2012，28（3）：37-40+64．

[107] 丁志宏．社会参与对农村高龄老人健康的影响研究[J]．兰州学刊，2018（12）：179-195．

[108] 杜鹏，丁志宏，李全棉，等．农村子女外出务工对留守老年人的影响[J]．人口研究，2004（6）：44-52．

[109] 杜鹏，谷琳．我国老年人健康自评的差异性分析——基于2002年和2005年全国老年跟踪调查数据[J]．南方人口，2007（2）：58-64．

[110] 杜鹏，孙鹃娟，张文娟，等．中国老年人的养老需求及家庭和社会养老资源现状——基于2014年中国老年社会追踪调查的分析[J]．人口研究，2016（6）：49-61．

[111] 范国斌，于翠婷，鲁万波．养老模式及其不平等对农村老年人健康的影响分析[J]．农业技术经济，2018（1）：84-97．

[112] [德] 斐迪南·滕尼斯．共同体与社会[M]．林荣远，译．北京：商务印书馆，1999．

[113] 费孝通．关于当前城市社区建设的一些思考[J]．群言，2000（8）：

13-15.

[114] 封进，余央央．中国农村的收入差距与健康［J］．经济研究，2007（1）：79-88.

[115] 高歌，南启杰．农村老年人生活满意度及其影响因素分析——基于河南省叶县的调研数据［J］．中国农村观察，2011（3）：61-68.

[116] 高敏，李延宇，王静茹．老年人生活满意度的影响因素与提升路径分析——基于中国老年人口健康状况调查数据的研究［J］．老龄科学研究，2015，3（11）：51-62.

[117] 宫宇轩．社会支持与健康的关系研究概述［J］．心理学动态，1994（2）：34-39.

[118] 谷志莲，柴彦威．城市老年人的移动性变化及其对日常生活的影响——基于社区老年人生活历程的叙事分析［J］．地理科学进展，2015，34（12）：1617-1627.

[119] 郭静，薛莉萍，范慧．流动老年人口自评健康状况及影响因素有序 logistic 回归分析［J］．中国公共卫生，2017，33（12）：1697-1700.

[120] 和红，谈甜，王和舒琦．子女支持对城乡老年人身心健康的影响研究——基于中国老年社会追踪调查 2014 年数据的实证分析［J］．人口与发展，2020，26（4）：35-42+13.

[121] 贺寨平．社会经济地位、社会支持网与农村老年人身心状况［J］．中国社会科学，2002（3）：135-148+207.

[122] 贺寨平．国外社会支持网研究综述［J］．国外社会科学，2001（1）：76-82.

[123] 贺寨平．农村老年人社会支持网：何种人提供何种支持［J］．河海大学学报哲学社会科学版，2006（3）：9-12+63+92.

[124] 胡宏伟，串红丽，杨帆，等．我国老年人心理症状及其影响因素研究［J］．西南大学学报（社会科学版），2011，37（6）：145-152.

[125] 胡洪曙，鲁元平．收入不平等、健康与老年人主观幸福感来自中国老龄化背景下的经验证据［J］．中国软科学，2012（11）：41-56.

[126] 黄俊．经济地位、社会保障待遇与老年健康关联研究——基于中国居民收入调查数据的分析［J］．社会保障研究，2017（6）：46-52.

［127］黄奕祥，李江帆．健康需求变化与医学服务模式转变［J］．中州学刊，2010（1）：114-119.

［128］姜爱华，马静．北京市城乡结合部社会保障的问题与对策研究［J］．中国行政管理，2012（8）：79-83.

［129］姜向群，魏蒙，张文娟．中国老年人口的健康状况及影响因素研究［J］．人口学刊，2015，37（2）：46-56.

［130］姜向群，杨菊华．中国女性老年人口的现状及问题分析［J］．人口学刊，2009（2）：48-52.

［131］姜向群，郑研辉．中国老年人的主要生活来源及其经济保障问题分析［J］．人口学刊，2013，35（2）：42-48.

［132］靳永爱，周峰，翟振武．居住方式对老年人心理健康的影响——社区环境的调节作用［J］．人口学刊，2017，39（3）：66-77.

［133］黎春娴．新农保背景下农村老年人的社会支持与生活满意度研究［J］．华南农业大学学报（社会科学版），2013，12（4）：41-48.

［134］李从容，许彤，李媛媛．"新农合"满意度对农村老年人心理健康影响［J］．数学的实践与认识，2020，50（9）：235-242.

［135］李东方，刘二鹏．社会支持对农村居民健康状况的影响［J］．中南财经政法大学学报，2018（3）：149-156.

［136］李建新，李春华．城乡老年人口健康差异研究［J］．人口学刊，2014，36（5）：37-47.

［137］李建新．老年人口生活质量与社会支持的关系研究［J］．人口研究，2007（3）：50-60.

［138］李建新．社会支持与老年人口生活满意度的关系研究［J］．中国人口科学，2004（S1）：43-47.

［139］李健，荣幸．民族互嵌式社区异质性与族际交融关系研究——兼论社区组织的调节作用［J］．民族学研究，2019，45（2）：89-97.

［140］李静，郑力仁．以北京为例的社会经济背景对中国老年人医疗需求的影响［J］．中国老年学杂志，2011，31（9）：1630-1632.

［141］李强．社会支持与个体心理健康［J］．天津社会科学，1998（1）：67-70.

［142］李云蕾．"新农保"对农村老年人生活质量的影响［J］．湖南师范大学社会科学学报，2018，47（2）：112-120．

［143］林静，周钰筌，袁媛，等．邻里环境对居民健康的影响及其差异——基于广州市 28 个社区的结构方程模型［J］．现代城市研究，2020（4）：9-17．

［144］刘畅，易福金，徐志刚．父母健康：金钱和时间孰轻孰重？——农村子女外出务工影响的再审视［J］．管理世界，2017（7）：74-87．

［145］刘欢．农村老人自理能力、服务需求与家庭贫困关联度分析人口［J］．学刊，2017，39（6）：71-80．

［146］刘慧君，李树苗．中国社会转型下的心理福利与社会支持［J］．公共管理学报，2012，9（2）：42-51+124．

［147］刘萍，鲍玉西．预防医学——未来健康的趋势［J］．中国当代医药，2010，17（11）：156-157．

［148］刘威，刘昌平．社会保险与农村老年健康：参保会提升老年人健康水平吗？——基于多元有序 Logistic 模型的实证研究［J］．社会保障研究，2018（2）：47-53．

［149］刘西国．代际经济支持健康效应与影响因素研究［D］．济南：山东大学，2015．

［150］刘西国．社交活动如何影响农村老年人生活满意度？［J］．人口与经济，2016（2）：40-47．

［151］刘晓婷．社会医疗保险对老年人健康水平的影响：基于浙江省的实证研究［J］．社会，2014，34（2）：193-214．

［152］娄成武，孙萍．社区管理学（第二版）［M］．北京：高等教育出版社，2006．

［153］卢洪友，祁毓．环境质量、公共服务与国民健康——基于跨国（地区）数据的分析［J］．财经研究，2013，39（6）：106-118．

［154］栾文敬，赵英丽．贫困老年人的心理健康及其影响因素分析［J］．江苏大学学报（社会科学版），2013，15（4）：55-61．

［155］罗会强，吴侃，钱佳慧，等．家庭支持对我国老年人身心健康影响的城乡差异研究［J］．四川大学学报（医学版），2017，48（2）：263-267．

［156］骆为祥，李建新．老年人生活满意度年龄差异研究［J］．人口研究，2011，35（6）：51-61.

［157］马瑞丽．农民养老中子女支持的性别差异研究［J］．华中农业大学学报（社会科学版），2015（4）：13-21.

［158］明艳．老年人精神需求"差序格局"［J］．南方人口，2000（4）：56-60.

［159］穆光宗．家庭空巢化过程中的养老问题［J］．南方人口，2002（1）：33-36.

［160］穆光宗．老龄人口的精神赡养问题［J］．中国人民大学学报，2004（4）：124-129.

［161］穆光宗．老年发展论——21世纪成功老龄化战略的基本框架［J］．人口研究，2002（6）：29-37.

［162］穆怀中，陈曦．人口老龄化背景下农村家庭子女养老向社会养老转变路径及过程研究［J］．人口与发展，2015，21（1）：2-11.

［163］聂欢欢，潘引君，孙炜，等．上海市流动老人自评健康状况——基于2015年全国流动人口动态监测调查的数据分析［J］．上海交通大学学报（医学版），2017，37（1）：98-101.

［164］宁满秀，叶菲菲．养老金收入对农村老年人生活满意度影响研究［J］．电子科技大学学报（社会科学版），2016，18（1）：13-19.

［165］庞宝华．老年人个体因素、社会支持与主观幸福感的关系［J］．中国老年学杂志，2016，36（16）：4073-4074.

［166］裴劲松，矫萌．社会保险对农村留守老年人的子女养老替代效应研究——基于CHARLS的微观数据［J］．河北大学学报（哲学社会科学版），2020，45（5）：125-135.

［167］裴晓梅，王浩伟，罗昊．社会资本与晚年健康——老年人健康不平等的实证研究［J］．广西民族大学学报（哲学社会科学版），2014，36（1）：17-24.

［168］彭大松．社区特征如何影响流动人口的健康？——基于分层线性模型的分析［J］．人口与发展，2018，24（6）：50-62.

［169］彭大松．体育锻炼中的社会分层：现象、机制与思考［J］．体育科学，2012，32（5）：24-33.

［170］彭华茂，王大华．基本心理能力老化的认知机制［J］．心理科学进展，2012，20（8）：1251-1258.

［171］钱文荣，李梦华．新农保养老金收益对农村老年人健康行为的影响及其作用机制［J］．浙江大学学报（人文社会科学版），2020，50（4）：29-46.

［172］钱锡红，申曙光．非正式制度安排的老年人养老保障：解析社会网络［J］．改革，2011（9）：137-142.

［173］任义科，郝小艳，杜海峰．社会支持网对农民健康的影响——基于"差序格局"的视角［J］．人口与发展，2013，19（6）：36-42.

［174］宋璐，李亮，李树苗．照料孙子女对农村老年人认知功能的影响［J］．社会学研究，2013（6）：215-237.

［175］宋璐，李树苗．照料留守孙子女对农村老年人养老支持的影响研究［J］．人口学刊，2010（2）：35-42.

［176］宋全成，崔瑞宁．人口高速老龄化的理论应对——从健康老龄化到积极老龄化［J］．山东社会科学，2013（4）：36-41.

［177］宋全成，张倩．中国老年流动人口健康状况及影响因素研究［J］．中国人口科学，2018（4）：81-92.

［178］宋月萍，宋正亮．生育行为对老年女性健康的影响［J］．人口研究，2016，40（4）：76-87.

［179］苏淑文．不同养老模式下老年人社会支持、孤独感和健康的关系研究［D］．广州：南方医科大学，2019.

［180］孙博文，李雪松，伍新木．社会资本的健康促进效应研究［J］．中国人口科学，2016（6）：98-106.

［181］孙健，张体栋，张释文．中国农村地区卫生基础设施建设研究［J］．广东社会科学，2020（3）：33-43.

［182］孙猛，芦晓珊．空气污染、社会经济地位与居民健康不平等——基于CGSS的微观证据［J］．人口学刊，2019，41（6）：103-112.

［183］孙薇薇，石丹妮．社会支持的影响机制与农村老年心理健康［J］．社会学评论，2020（4）：77-87.

［184］陶裕春，申昱．社会支持对农村老年人身心健康的影响［J］．人口与经

济，2014（3）：3-14.

［185］田艳芳．基于联立方程的个人健康与工资问题研究［J］．南方人口，2013，28（1）：19-27+38.

［186］王兵，聂欣．经济发展的健康成本：污水排放与农村中老年健康［J］．金融研究，2016（3）：59-73.

［187］王大华，佟雁，周丽清，等．亲子支持对老年人主观幸福感的影响机制［J］．心理学报，2004（1）：78-82.

［188］王方兵．城市居家养老老年人居住环境需求研究［D］．上海：华东师范大学，2015.

［189］王福兴，徐菲菲，李卉．老年人主观幸福感和孤独感现状［J］．中国老年学杂志，2011，31（13）：2533-2535.

［190］王桂新，苏晓馨．社会支持/压力及其对身心健康影响的研究——上海外来人口与本市居民的比较［J］．人口与发展，2011，17（6）：2-9.

［191］王宏，崔东旭．基于健康需求特征的济南居住社区建成环境研究［J］．城市发展研究，2020（3）：77-82.

［192］王健，马军，王翔．健康教育学（第二版）．北京：高等教育出版社，2012.

［193］王军，靳雪松，陈玲．不同养老模式对老年人心理健康影响的调查［J］．中国卫生产业，2015（34）：28-30.

［194］王莉莉．中国老年人社会参与的理论、实证与政策研究综述［J］．人口与发展，2011，17（3）：35-43.

［195］王玲凤，施跃健．城市空巢老人的社会支持及其与心理健康状况的关系［J］．中国心理卫生杂志，2008（2）：118-122.

［196］王萍，李树苗，张文娟．代际支持对中国农村老年人认知功能的影响研究［J］．心理科学，2005（6）：1500-1503.

［197］王萍，李树苗．代际支持对农村老年人生活满意度影响的纵向分析［J］．人口研究，2011（1）：44-52.

［198］王萍，高蓓．代际支持对农村老年人认知功能发展趋势影响的追踪研究［J］．人口学刊，2011（3）：70-79.

[199] 王萍，李树茁．子女迁移背景下代际支持对农村老年人生理健康的影响 [J]．人口与发展，2012，18（2）：61-71.

[200] 王小万，刘丽杭．Becker 与 Grossman 健康需求模型的理论分析 [J]．中国 卫生经济，2006（5）：28-35.

[201] 王新军，李红．家庭护理能改善失能老年人的心理健康吗？——基于 CHARLS 面板数据的实证研究 [J]．山东社会科学，2020（11）：111-117.

[202] 王雁飞．社会支持与身心健康关系研究述评 [J]．心理科学，2004，27 （5）：1175-1177.

[203] 王友华．社会资本对老年人福利生活的影响研究 [D]．武汉：华中科技大 学，2015.

[204] 韦璞．贫困少数民族山区农村老年人支持网与生活满意度关系研究 [J]． 南方人口，2007（1）：45-50.

[205] 韦艳，贾亚娟．社会交往对农村老年女性健康自评的影响：基于陕西省调 查的研究 [J]．人文杂志，2010（4）：160-165.

[206] 韦艳，刘旭东，张艳平．社会支持对农村老年女性孤独感的影响研究 [J]．人口学刊，2010（4）：41-47.

[207] 卫龙宝，毛文琳．不同筹资渠道的卫生支出对农村中老年居民健康影响的 差异——基于 CHARLS 数据的经验分析 [J]．农业技术经济，2019（10）： 53-63.

[208] 温兴祥．中老年人生活自理能力的性别差异之谜 [J]．人口研究，2017 （5）：76-86.

[209] 邬沧萍，姜向群．"健康老龄化"战略刍议 [J]．中国社会科学，1996 （5）：52-63.

[210] 吴捷．城市低龄老年人的需要、社会支持和心理健康关系的研究 [D]．天 津：南开大学，2010.

[211] 吴捷．老年人社会支持、孤独感与主观幸福感的关系 [J]．心理科学， 2008，31（4）：984-986.

[212] 吴开松．城市社区管理 [M]．北京：科学出版社，2006.

[213] 吴晓瑜，李力行．城镇化如何影响了居民的健康？[J]．南开经济研究，

2014（6）：58-73.

[214] 吴志建，王竹影，张帆，等．城市建成环境对老年人健康的影响：以体力活动为中介的模型验证［J］．中国体育科技，2019（10）：41-49.

[215] 伍海霞，贾云竹．城乡丧偶老年人的健康自评：社会支持视角的发现［J］．人口与发展，2017，23（1）：66-73.

[216] 武玉，方志，刘爱华．"年龄—流动"双重视角下老年流动人口健康及影响因素——基于2017年全国流动人口卫生计生动态监测调查数据［J］．兰州学刊，2020（1）：157-171.

[217] 向运华，姚虹．少数民族地区城市社区养老的现状与发展对策——以恩施市为例［J］．云南民族大学学报（哲学社会科学版），2016，33（2）：63-67.

[218] 肖巧玲，王亚婷，李瑾，等．农村老年人社会支持与生活满意度的关系——中介及调节变量分析［J］．中国心理卫生杂志，2018，32（2）：136-141.

[219] 肖水源．社会支持对身心健康的影响［J］．中国心理卫生杂志，1987（4）：183-185.

[220] 肖水源．社会支持量表的理论基础与研究应用［J］．临床精神医学杂志，1994（2）：98-100.

[221] 徐娟．基于健康促进生态学模型的患者寻医行为研究［D］．武汉：华中科技大学，2012.

[222] 徐勤．我国老年人口的正式与非正式社会支持［J］．人口研究，1995（5）：23-27.

[223] 徐延辉，刘彦．居住环境、社会地位与老年人健康研究［J］．厦门大学学报（哲学社会科学版），2020（1）：52-59.

[224] 许明，刘亮．"新农保"影响了老人的健康绩效吗？——来自中国老年健康影响因素跟踪调查的证据［J］．统计与信息论坛，2016，31（11）：87-94.

[225] 薛新东，葛凯啸．社会经济地位对我国老年人健康状况的影响——基于中国老年健康影响因素调查的实证分析［J］．人口与发展，2017，23（2）：

61-69.

[226] 薛新东, 刘国恩. 社会资本决定健康状况吗——来自中国健康与养老追踪调查的证据 [J]. 财贸经济, 2012 (8): 113-121.

[227] 薛新东. 社会参与对我国中老年人认知功能的影响 [J]. 中国卫生政策研究, 2018 (5): 5-13.

[228] 薛新东. 社会资本与国民健康政策 [J]. 财政研究, 2015 (11): 46-51.

[229] 鄢盛明, 陈皆明, 杨善华. 居住安排对子女赡养行为的影响 [J]. 中国社会科学, 2001 (1): 130-140+207-208.

[230] 颜秉秋, 高晓路. 城市老年人居家养老满意度的影响因子与社区差异 [J]. 地理研究, 2013, 32 (7): 1269-1279.

[231] 杨华, 项莹. 浙江农村老年人社会参与影响因素研究 [J]. 浙江社会科学, 2014 (11): 147-152.

[232] 杨华. 历史哲学视域下的人口老龄化及其应对 [D]. 杭州: 浙江大学, 2013.

[233] 杨化龙, 鞠晓峰. 社会支持与个人目标对健康状况的影响 [J]. 管理科学, 2017, 30 (1): 53-61.

[234] 姚若松, 蔡晓惠, 蒋海鹰. 社会支持、自尊对老年人心理弹性和健康的影响 [J]. 心理学探新, 2016, 36 (3): 239-244.

[235] 叶敬忠, 贺聪志. 农村劳动力外出务工对留守老年人经济供养的影响研究 [J]. 人口研究, 2009, 33 (4): 44-53.

[236] 殷俊, 游姣. 子女支持能够提升农村老年人生活满意度吗? [J]. 华中农业大学学报 (社会科学版), 2020 (4): 117-126+179-180.

[237] 于长永. 传统保障、医疗保险与农村老年人疾病风险担心度 [J]. 中国人口科学. 2018 (4): 93-104+128.

[238] 曾毅. 老龄健康影响因素的跨学科研究国际动态 [J]. 科学通报, 2011, 65 (35): 2929-2940.

[239] 翟振武, 李龙. 老年标准和定义的再探讨 [J]. 人口研究, 2014 (6): 57-63.

[240] 张川川, 陈斌开. "社会养老" 能否替代 "家庭养老"? ——来自中国新

型农村社会养老保险的证据 [J].经济研究, 2014, 49 (11)：102-115.

[241] 张川川, 李雅娴, 胡志安.社会养老保险、养老预期和出生人口性别比 [J].经济学 (季刊), 2017, 16 (2)：749-770.

[242] 张聪, 慈勤英.城镇社区环境对老年人主观幸福感影响的统计分析 [J].统计观察, 2016 (7)：117-119.

[243] 张钧, 郑晓瑛.中国城乡老年健康及照料状况研究 [J].人口与发展, 2010, 16 (6)：60-66.

[244] 张琳.我国中老年人健康需求实证研究——基于性别和城乡的分析 [J].财经问题研究, 2012 (11)：100-105.

[245] 张梦冉.基于社会生态学理论的社区健康资源开发利用评价指标筛选研究 [D].合肥：安徽医科大学, 2019.

[246] 张鹏飞.医疗保险对老年人身体机能健康和心理健康的影响及其机制研究 [J].云南民族大学学报 (哲学社会科学版), 2020, 37 (2)：96-103.

[247] 张卫华, 赵贵芳, 刘贤臣, 等.城市老年人认知功能的相关因素分析 [J].中国心理卫生杂志, 2001, 15 (5)：327-330.

[248] 张文娟, 李树苗.子女的代际支持行为对农村老年人生活满意度的影响研究 [J].人口研究, 2005, 29 (5)：73-80.

[249] 张旭, 李晓铭, 吴金晶.社会支持因素对城市老年人健康自评的影响——以北京市朝阳区为例 [J].南京人口管理干部学院学报, 2013, 29 (1)：46-51.

[250] 张月云, 李建新.老年人失能水平与心理健康：年龄差异及社区资源的调节作用 [J].学海, 2018 (3)：65-72.

[251] 赵凤.社会支持与健康：一个系统性回顾 [J].西北人口, 2018 (5)：21-29.

[252] 赵广川, 顾海, 郭俊峰.社会经济地位变迁与医疗服务利用不平等：2000-2011 [J].公共管理学报, 2016, 13 (2)：107-118+158.

[253] 赵曼.社会保障学 (第二版) [M].北京：高等教育出版社, 2014.

[254] 赵忠, 侯振刚.我国城镇居民的健康需求与 Grossman 模型——来自截面数据的证据 [J].经济研究, 2005 (10)：79-90.

[255] 赵忠. 健康卫生需求的理论和经验分析方法 [J]. 世界经济, 2005 (4): 33-38.

[256] 赵忠. 我国农村人口的健康状况及影响因素 [J]. 管理世界, 2006 (3): 78-85.

[257] 郑秉文, 和春雷. 社会保障分析导论 [M]. 北京: 法律出版社, 2001.

[258] 郑超, 才学韬. 家庭照料、医疗支出与老年人生活满意度 [J]. 山东大学学报 (哲学社会科学版), 2020 (4): 134-145.

[259] 郑晓冬, 方向明. 社会活动参与对老年人健康的影响——基于CHARLS 2011 数据的考察 [J]. 哈尔滨工业大学学报 (社会科学版), 2017, 19 (2): 16-23.

[260] 郑晓冬, 方向明. 社区体育基础设施建设、中老年人健康及不平等——基于中国健康与养老追踪调查的实证分析 [J]. 劳动经济研究, 2018, 6 (4): 119-144.

[261] 郑晓瑛. 疾病和失能对老年人口健康预期寿命的影响——兼论卫生资源在老年人口健康分类投资的方向 [J]. 中国人口科学, 2001 (4): 29-36.

[262] 郑振华, 彭希哲. 社区环境对老年人行为与健康的影响研究——不同年龄阶段老年人的群组比较 [J]. 地理研究, 2019, 38 (6): 1481-1496.

[263] 朱俊红. 社会支持对城市社区老龄人群主观幸福感的影响研究 [D]. 合肥: 合肥工业大学, 2020.

[264] 卓日娜图娅. 贫困地区医疗资源配置与老年人健康 [J]. 华南农业大学学报 (社会科学版), 2017, 16 (4): 87-98.

[265] 左冬梅, 李树巧, 吴正. 农村老年人家庭代际经济交换的年龄发展轨迹——成年子女角度的研究 [J]. 当代经济科学, 2012 (4): 26-35.